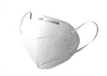

综合医院

突发急性呼吸道传染病

临床防控培训教程

主　审　孙　阳　周　军

主　编　崔　勇　曹　彬　应娇茜

副主编　赵　菁　邬巧玲

编　者（以编写贡献为序）

　　　　甘　亢　刘文婷　龚海燕

　　　　张　燕　夏　磊　贾　冕

　　　　孙　薇　张伟硕　张佳丽

编写秘书　甘　亢

编委单位　中日友好医院

人民卫生出版社

·北京·

图书在版编目（CIP）数据

综合医院突发急性呼吸道传染病临床防控培训教程 /
崔勇，曹彬，应娇茜主编 . —北京：人民卫生出版社，
2020.8（2020.9重印）

ISBN 978-7-117-30217-3

Ⅰ. ①综… Ⅱ. ①崔… ②曹… ③应… Ⅲ. ①呼吸道
感染 – 传染病防治 – 教材 Ⅳ. ①R183.3

中国版本图书馆 CIP 数据核字（2020）第 133659 号

人卫智网	www.ipmph.com	医学教育、学术、考试、健康，购书智慧智能综合服务平台
人卫官网	www.pmph.com	人卫官方资讯发布平台

综合医院突发急性呼吸道传染病临床防控培训教程
Zonghe Yiyuan Tufa Jixing Huxidao Chuanranbing Linchuang
Fang-kong Peixun Jiaocheng

主　　编：崔　勇　曹　彬　应娇茜
出版发行：人民卫生出版社（中继线 010-59780011）
地　　址：北京市朝阳区潘家园南里 19 号
邮　　编：100021
E - mail：pmph @ pmph.com
购书热线：010-59787592　010-59787584　010-65264830
印　　刷：三河市潮河印业有限公司
经　　销：新华书店
开　　本：710×1000　1/16　印张：10
字　　数：174 千字
版　　次：2020 年 8 月第 1 版
印　　次：2020 年 9 月第 2 次印刷
标准书号：ISBN 978-7-117-30217-3
定　　价：60.00元

打击盗版举报电话：010-59787491　E-mail：WQ @ pmph.com
质量问题联系电话：010-59787234　E-mail：zhiliang @ pmph.com

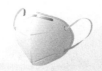

前　言

　　突发急性呼吸道传染病疫情一旦暴发,医疗机构必然会奋战在抗击疫情最前线。如何避免医院内感染,保证科学合理收治各类患者成为医院管理者关注的焦点。

　　习近平总书记在《求是》杂志发表重要文章,指出要完善突发重特大疫情防控规范和应急救治管理办法。医疗机构面临接诊突发急性呼吸道传染病疑似患者和普通患者的双重责任,在医疗资源和防护资源都较为有限的条件下,如何保证既不漏诊一例患者,又要实现院内普通患者、家属及医务人员“零感染”,是医院管理者必须应对的挑战。

　　突发急性呼吸道传染病疫情防控体系是一个复杂的系统,尽管可以借鉴2003年严重急性呼吸综合征(SARS)时期的经验和方法,但是随着社会的发展和时代的变迁,许多流程需要重新规划,而目前国内尚缺乏非常具体的实际操作指导。因此,本书的出版正符合了当前医疗机构的实际需要。本书将疫情期间笔者所在医院的应对措施整理成册,条理清楚、切实可行,供其他兄弟医院借鉴参考。概括而言,本书的特点和优势可归纳为以下三点:

　　第一,体系完整,内容全面。本书内容涵盖医疗、医院感染管理、护理三个方面,逻辑结构清晰、框架体系完整;并围绕院内防线构筑、疑似患者诊疗、急危重症流程、重点环节应急预案、正常医疗活动安排、院内消毒隔离流程、医务人员防护措施等关键问题给出了一系列示范方案。

第二，贴合实际，指导性强。本书收录的所有制度和流程均来自抗疫一线，细节突出、要点明确，将创作团队的工作思路和行文细节毫无保留地进行分享。医疗机构面临突发公共卫生事件时的应急体系在国内还属于薄弱环节，本书抛砖引玉，可供同级同类医院管理者参考借鉴。

第三，立足于综合医院，普适性强。本书源自综合医院防控疫情实践，面对的患者更加多样化，情况错综复杂，较之专科医院和定点收治医院而言，更具有普适性。

本书在中日友好医院孙阳院长、周军书记的领导下，由崔勇副院长和曹彬副院长牵头，医务处负责人应娇茜、护理部主任赵菁、医院感染管理办主任邹巧玲负责组织，三个部门的工作人员参与编写并审定而成。因疫情紧急，时间仓促，水平有限，书中难免存在纰漏和不足，敬请各位同仁、专家和读者朋友们批评指正，使本书能够日臻完善。

本书所收录的制度为疫情期间阶段性文件，随着疫情发展及国家相关文件更新，我院也会在院内进行相应的更新。请各位同仁参考借鉴本书时结合当下实际情况酌情调整。

编者

2020 年 5 月

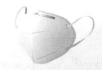

目　录

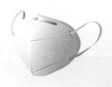

第一章

构建突发急性呼吸道
传染病灾害事件中的
医院应急和防控
管理体系

医疗机构在运行的过程中,可能会面临各种各样的灾害。有些是熟悉的,如火灾、地震等,我们对此都有基础认知,在管理和决策上相对成熟,容易达成共识并实施应对措施。但在不明原因的传染病灾害中,医务人员只熟悉病原菌的诊断和治疗,多关注于标本采样、穿脱防护服、患者转运等具体细节,对于灾害事件缺乏整体认知和管理意识,而管理人员对病原微生物的专业知识又不熟悉,从而容易造成在灾害事件中决策与规划失误,"贻误战机",最终付出惨重代价。回顾此次突发急性呼吸道传染病的整个过程,医疗机构在抗疫工作中发挥了巨大的战斗堡垒作用,在疫情最严重的时期仍然坚守岗位,誓不言退,在"后疫情时代"又科学有序地配合复工复产工作,尽最大可能为广大患者提供医疗照护。同时我们也应看到,医疗机构在应对突发急性呼吸道传染病灾害时,有以下几个问题还值得思考:①防控意识不强;②应对机制不完善;③传染病相关培训不足;④疾病监测能力弱。由此可见,需要在医院内构建完整的应急防控管理体系。

第一节　建立应急防控管理体系的组织架构

突发急性呼吸道传染病疫情暴发时,为强化疫情组织领导,使防疫决策系统化、流程化,确保分工明确、职责到人,应根据院内各部门职责及抗疫工作实际需要,尽快建立应急防控管理体系组织架构(图1-1)。

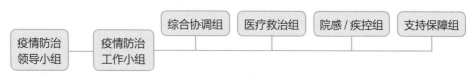

图 1-1　应急防控管理体系的组织架构

其中,疫情防治领导小组的工作职责为:①研究突发急性呼吸道传染病防治工作的重要事项并制定重大决策;②根据疫情预警决定启动应急措施等级。

第二节　制定应急和防控的具体实施措施

制定应急和防控的具体实施措施包括以下六个方面(图 1-2):①关注和了解事件的状态;②制定灾害事件应急的策略;③组建应急架构;④保持信息传递通畅;⑤有效地指导应急行动;⑥评估及监控应急行动的成效。

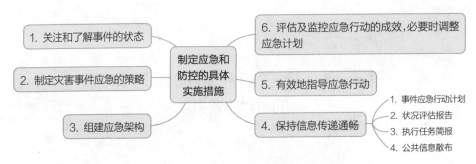

图 1-2　制定应急和防控的具体实施措施

一、关注和了解事件的状态(五维法)

在评估灾害事件时,必须要做到客观、全面、系统,避免出现"权威效应"和"乐队效应"。某些专家可能对于其中有些信息非常精通,能够很快而且正确地作出某一项的评估,而作为管理者则不能只专注于自己的专业领域,必须尊重不同的专业意见,通盘考虑问题,这也是我们在工作中的精华总结。具体方法见图1-3。

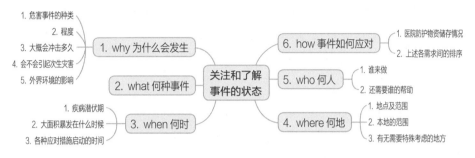

图1-3　关注和了解事件的状态

二、制定灾害事件应急的策略

目标是两个"零":患者"零"漏诊、医务人员"零"感染。

具体做法是建立"三级防线",包括:①**高危防线**,发热门诊-隔离病房,建立"专家会诊机制",24小时提供会诊服务,并建立微信群实时交流机制,保证科学评估和及时决策;②**缓冲防线**,急诊-缓冲病房,设立四个缓冲病区60张床,均符合感染病房标准,一、二病区收治排除疑似但临床存疑的呼吸道相关疾病患者,三、四病区收治排除疑似但临床存疑的非呼吸道相关疾病的内外科患者;③**安全防线**,普通门诊和普通病房。严格实施分级防护。

制度1　突发急性呼吸道传染病疫情防治预案

制度2　发热患者就诊及收治方案

制度3　确诊病例转定点收治医院工作流程

制度4　综合病房运行方案

制度5　日间病房运行方案

制度6　医用防护用品管理规范

制度7　防护用品管理细则

三、组建应急架构

事件指挥系统的架构可以因为事件的大小而伸展或缩小,所以应急策略制定后,就要调整应急架构的规模。

在本次突发急性呼吸道传染病疫情中,随着防控方案更新,专家组成员人数逐渐增加:第一版防控方案 14 人,第二版 20 人,第三版 23 人,第四版 35 人,第五版 45 人,第六版 53 人,第七版 65 人。以适应疫情防控需要。

综合病房(缓冲病房)的不断扩建:最初仅建立一个综合病房,随着疫情发展和复工工作需要,逐渐开设第二、三、四病区以及日间病房。

实验室技术力量扩充:为满足病原学检测需求,从药学部、检验科等相关科室调派人手增援临床微生物实验室,并增加病理科作为夜间检测点。

各相关部门的参与度:疫情防控工作小组下设 4 个分组:综合协调组包含院办、党办、医务处、医院感染办公室(以下简称"院感办")/疾病预防控制办公室(以下简称"疾控办")、护理部、医工处、后勤安保处;医疗救治组包含医务处、护理部及各临床医技科室;院感/疾控组包含院感办和疾控办;支持保障组包含医工处和后勤安保处。此外,人事处和教育处参与医疗人员的调配工作、职工管理工作;财务处、医工处、纪检监察办公室参与防护物资捐赠工作;工会参与支援疫区工作人员的慰问工作,非密接人员(高风险操作人员)的住宿协调工作等。全院各部门几乎都从不同维度参与了防疫工作。

制度 8　紧急支援微生物实验室人员调配方案
制度 9　增设病理科为病原学检测点的方案

四、保持信息传递通畅

必须有专人管理所有上报管理部门和下传科室的信息,需要将状态分析的结果、各种应急计划的会议结果传递给每一个需要这些信息的人。具体包括以下内容。

1. 事件应急行动计划　各种应急计划通过会议形式讨论决定。

制度 10　复工协调会会议纪要

2. 状况评估报告　以 2019 年末暴发的新型冠状病毒肺炎疫情为例,涉及国家层面、地区层面、医院层面的疫情报告及医院运行情况报告(图 1-4~ 图 1-10)。

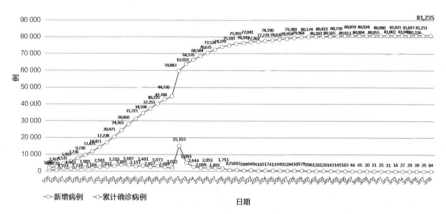

图 1-4　全国疫情变化趋势

注:近期有核减数据,故有时"昨日累计 + 今日新增 ≠ 今日累计"。

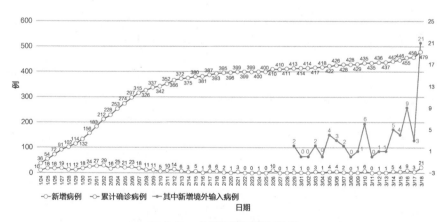

图 1-5　北京疫情变化趋势

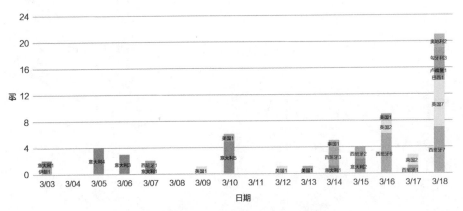

图1-6　北京境外输入型病例国家及例数分布

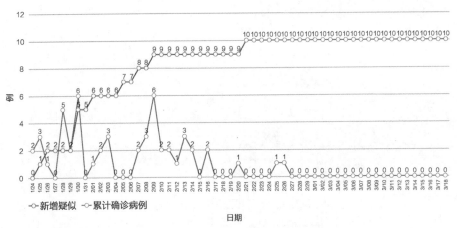

图1-7　院内疫情变化趋势

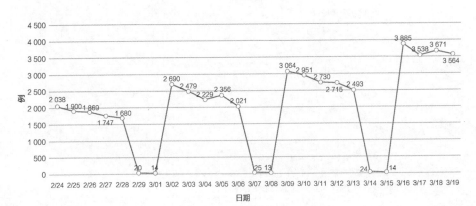

图1-8　院内近期门诊量

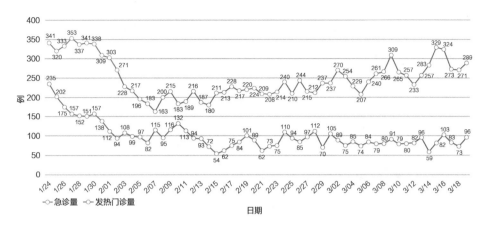

图 1-9　院内发热门诊量与急诊量

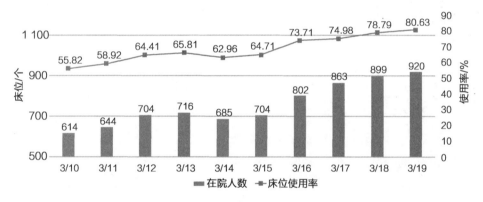

图 1-10　院内床位使用情况（按可收治床位统计）

3. 执行任务简报　每日发布防控疫情医疗大事记。

制度 11　工作简报

4. 公共信息发布　作为管理者要知道，信息的传递应该是双（多）向的，都不可偏废。在生物病原灾害的应急中，常见的问题是信息的传递是单方向的，基层一直传递信息到上级，可是都没有回馈，基层需要的相关信息，往往是由报纸、媒体、网络或是公文来说明。同样的道理，在医院内我们要避免大部分的应急人员处在各自不同的岗位和状态做应急工作。如果得到的指令不清晰准确,则不但无法发挥全部的能力,也容易造成部门之间的壁垒和隔阂。

制度 12　医院就病原学检测"三连阴"患者发布通告

五、有效地指导应急行动

在目标及策略决定之后,就必须要有完善的战术,包括分配适当的任务、执行相关的标准程序等。

制度 13　门诊患者就诊分流措施

制度 14　门诊及住院患者限流方案

制度 15　门诊患者及家属注意事项告知书

制度 16　门诊手术管理规定

制度 17　门诊手术患者及家属告知书

制度 18　病房合并方案

制度 19　体温筛查程序

制度 20　病房管理制度

制度 21　住院患者及家属告知书

制度 22　陪住人员告知书

制度 23　综合病房陪护人员感染风险知情同意书

制度 24　手术相关工作安排

制度 25　疑似或确诊突发急性呼吸道传染病患者手术管理制度

制度 26　手术跟台人员管理规定

制度 27　病原学检测标本采集和转运注意事项

制度 28　隔离病房、综合病房血气标本采集及送检注意事项

制度 29　放射检查防护应急预案

制度 30　超声医学科防护应急预案

制度 31　血液净化中心防护应急预案

制度 32　实验室生物安全应急预案

制度 33　发热孕产妇救治预案

制度 34　耳鼻喉科门急诊喉梗阻紧急气管切开处理流程

制度 35　连续性肾脏替代治疗诊治流程

制度 36　急诊介入穿刺治疗流程

制度 37　消化科急诊内镜流程

制度 38　急性冠脉综合征诊治流程

制度 39　护理人员管理制度

制度 40　护理辅助人员管理制度

制度 41　护理辅助人员岗前筛查承诺书

制度 42　感染防控护理质量评价

制度 43　环境清洁消毒措施

制度 44　突发急性呼吸道传染病预防与控制技术指南

制度 45　医院职工自我防护的相关注意事项

制度 46　关于规范传染病报告卡的通知

制度 47　关于上报聚集性疫情的通知

制度 48　医务人员进出隔离病区流程

制度 49　诊疗用品、设备的处置流程

制度 50　自助挂号机消毒流程

制度 51　隔离病区病历夹、病历车处理流程

制度 52　隔离病区医疗文书处置流程

制度 53　隔离病房疑似患者、确诊患者使用后织物处置流程

制度 54　工作人员使用后织物处置流程

制度 55　隔离病房物表清洁消毒及保洁织物处置流程

制度 56　重复使用防水胶靴的处置流程

制度 57　重复使用护目镜的处置流程

制度 58　关于进一步加强涉疫情医疗废物管理的规定

六、评估及监控应急行动的成效,必要时调整应急计划

在这些应急行动中,必须持续地监控及评估是否达成原先的目标,以便调整后续的策略及方案。

制度 59　复工手册

制度 60　关于关闭综合病房一病区的通知

制度 61　关于停止夜间病理科病原学检测和检验科 24 小时血气检测的通知

第三节　判断应急和防控体系形成的标志

在刚进入应急和防控工作之初,医院会从平日的架构进入紧急应急架构,所以评价院内应急和防控体系是否建立的重要标志是下列四个紧急会议的召开与否。

(1)领导小组转型管理会议:确认医院指挥架构、状况分析、关键岗位人选、总体战略目标等。

(2)工作小组计划会议:规划应急的战略战术、任务指派等相关细节,并且将其文字化,将医院原有的应急预案转变为事件行动计划。

(3)执行任务会议:由核心组人员向其他部门或组别说明战术/任务等的细节,各部门负责人或组长必须亲自出席,确保理解正确、传达

到位、执行无偏差。

（4）评估总结会议：经过上述制度与流程的建立，医院内能够对突发的公共卫生事件快速建立起识别、隔离、检疫、个体化对待的整体防控体系与流程，至此上述管理形成了闭环。通过上述流程总结评估发现不足，进入下一个新的管理周期。

如果紧急事件还存在，上述四个会议的周期将继续循环下去，直到灾害事件结束。

第四节　总　　结

预防和控制传染病是综合医院的重要公共卫生职能之一。作为应对新发重大传染病的中坚力量，各医院应当为传染病防控提供物资、信息、场地等应急保障，通过信息管理系统及时上报传染病信息，有效监测管理，实现传染病例有序的分诊收治，防止传染病的暴发与流行。

重大传染病具有巨大的不确定性和超强的叠加效应，这些都增加了医院防控的难度，此次防治经验若不整理总结使其留存下来，以深入研究建立完善的应急管理体系，那么未来新发重大传染病袭来，同样可能会再次造成巨大损失。基于此，构建健全的医院应急和防控管理体系，设立应急管理部门，形成长效机制至关重要。医院的应急和防控管理体系不仅包括预案制定、物资及人员储备、演练等日常维护，更重要的是还应包括预警、应对和运营优化机制。对医院而言，构建应急和防控管理体系可提高其防控意识，增强传染病预警、应对能力，提高机构应急管理水平；对社会而言，医疗机构的预警能力提高，可从源头上有效控制疾病的蔓延，减轻医疗行业负担，提高全社会风险应对能力；对国家而言，保障人民生命安全身体健康是最重要的事，是经济发展、社会安定的前提和保障,也是民族昌盛和国家富强的根本源泉。

附录

中日友好医院关于统筹做好疫情防控和医疗服务工作的汇报

新型冠状病毒肺炎疫情发生以来,中日友好医院按照党中央国务院的战略部署和北京市委市政府的工作要求,秉承"一切为了人民"和"实事求是"精神,坚持"底线思维"和"风险意识",统筹推进防控和医疗工作,现汇报如下。

一、高度重视,早做准备

1月初向全院发布冬季呼吸道传染病预警,并开始着手腾空发热隔离病区,改造急诊隔离诊室,储备医疗防护物资。1月19日医院进入临战状态,成立领导小组和工作小组,建立每日例会制度,启动应急预案,开展全员培训,配置体温检测门等技防设备。1月21日通过手机问卷调查全院4 000多名员工春节去向,在封城之前及时劝阻61人返回武汉,减少了职工感染的概率,减轻了院内感染的压力。从1月23日开始,先后分6批派出164名医务人员参加武汉疫情防控的科研、重症救治和方舱医院收治工作,后方全力保障前线的防护物资和医疗设备,圆满地完成了党和国家交给的任务。

二、发挥优势,立体布防

1月24日以来,我院累计接诊发热患者13 906人,共确诊10例,上报疑似44例。医院充分发挥国家远程医疗与互联网医学中心、国家呼吸系统疾病临床研究中心等平台优势,严格执行"应收尽收、应查尽查",保持"零感染"和"零差错"。

1. **建立立体防控网** 建立高危、缓冲和安全三条防线。**高危防线**

从发热门诊到隔离病房,快速科学评估,御疫情于院门之外。**缓冲防线**为急诊和四个符合感染控制标准的病区,共有 60 张病床,专门收治拟收住院但临床存疑的患者。在普通门诊和普通病房,严格实施分级防护,坚守**安全防线**。为保证疫情期间患者的连续治疗,专门设立了 20 张床位的日间化疗中心,开辟了门诊血滤中心,使得肿瘤、尿毒症等慢性病患者得到及时救治。

2．**建立多元化保障机制**　统筹调配全院人力资源,加强高危防线科室、院感等关键部门力量。制定医院防控方案体系,先后制定并发布指南和流程 73 份,并动态优化。获批北京市首批"新型冠状病毒肺炎确诊医院",实行每日 3 轮、6 小时报告制度。建立信息报送和舆情管控机制,妥善应对社会关切,主动正面引导,及时纠正谣言。

3．**发挥互联网医学优势**　承担"国家重症危重症新型冠状病毒肺炎远程会诊平台",为全国 20 个省市 29 家医院紧急会诊重症新型冠状病毒肺炎 89 例。创新互联网诊疗模式,探索药品配送到家服务,实现在线慢病复诊医保直付,完成复诊 580 余例,全国范围药品配送到家 253 例(最远广州市)。面向海外华人华侨群体和中资驻外机构提供新型冠状病毒肺炎防控互联网咨询和会诊业务,完成 5 场次防疫直播,累计点击量达到 3 800 万人次。与德国、日本等医学专家交流重症新型冠状病毒肺炎救治经验和疫情防控进展。

4．**发挥国际医疗特色与优势**,承担使馆人员定点医院任务,建立"中日友好医院国际医疗联合体",把医疗服务与健康管理前移到三里屯社区服务中心,实现使馆与医院的无缝对接。

三、精准防控,有序有力复工

2020 年 3 月份以来,中日友好医院按照党中央国务院的要求,统筹推进精准防控和正常诊疗工作。4 月中旬,门诊量、住院患者数和手术人次已恢复到疫情发生前的 60%,住院患者数超过 1 100 人,最高日手术量超过 100 台,在北京市名列前茅。

1. **门诊工作** 严格执行北京市关于疫情防控的各项要求,加强技防和人防建设,实行全面预约挂号,充分利用北京健康宝等患者身份信息识别平台,同时开放各学科门诊,逐步开放门诊手术。

2. **病房工作** 实行住院患者"八项必查"措施,每个病区预留一个房间用于隔离可疑病例,严格执行隔床收治的要求。加强探视管理,固定陪护,统一订餐。全麻手术术前行常规 CT 检查,必要时核酸检测,加快开放择期手术。

医务处统计全院门诊、住院和手术情况,精准到科,每日在全院公示,充分激发科主任的复工积极性。同时,及时协调解决科室面临的困难,加强沟通指导。

四、工作体会

公立医院的领导班子在疫情防控中必须提高政治站位,统一思想,形成合力,坚持一切为了患者,坚持充分依靠职工。认真落实党中央国务院的战略部署,提前谋划,早做准备,召之即来,来之能战,战则必胜,坚决担负起公立医院的主体责任。

公立医院在防疫工作中必须秉承"实事求是"精神,努力构建"常态化战时转换机制"和"危机应对机制",不断提升医院防控能力,加强防控体系建设。

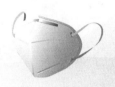

第二章

突发急性呼吸道传染病
相关制度示例

制度1 突发急性呼吸道传染病疫情防治预案

为进一步做好突发急性呼吸道传染病的防治工作,保证医疗安全,预防院内感染事件,依据国家卫生健康委发布的诊疗方案和预防与控制技术指南制定本方案,指导我院规范开展突发急性呼吸道传染病防治工作。

各部门要充分认识当前形势下做好突发急性呼吸道传染病院感防治工作的重要性和必要性,加强组织领导,完善相关预案和工作方案,加强各相关部门的信息沟通和协调联动,积极落实各项防治措施。各临床医护人员要不断强化早期发现意识,提高早期识别能力,有效落实传染病预检分诊制度,规范诊疗流程,严格按照本方案要求进行处置,做到"早发现、早报告、早诊断、早治疗"。各行政职能部门要做好技术、人员和物资储备,做到技术到位、人员培训到位、试剂、药品、设备保障到位,确保疫情处置工作有序开展。

一、组织结构及工作职责

(一)防治领导小组

组长:×××

成员:×××

工作职责:

1. 研究突发急性呼吸道传染病防治工作的重要事项并制定重大决策。

2. 根据疫情预警决定启动应急措施等级。

3．全面指挥本院突发急性呼吸道传染病救治工作。

（二）防治工作小组

组长：×××

副组长：×××

成员（排序不分先后）：×××

为保证本次疫情防治工作顺利有效开展,防治工作小组下设综合协调组、医疗救治组、院感/疾控组、支持保障组,工作小组办公室职能由院办公室承担。具体职责如下。

1．**综合协调组**　工作职责如下：

（1）负责组织召开工作小组工作例会,撰写发布会议纪要或决议。

（2）统筹协调全院突发急性呼吸道传染病日常防治工作的管理等。

（3）负责信息沟通与组织协调工作。

（4）负责舆情监测,根据工作需要组织开展宣传工作,回应公众关心热点问题。

（5）根据突发急性呼吸道传染病疫情的变化,协助工作领导小组对机构及人员做相应调整。

（6）完成由工作领导小组交办的其他工作。成员部门：院办（电话：×××××××）、党办（电话：×××××××）、医务处（电话：×××××××）、院感办/疾控处（电话：×××××××）、护理部（电话：×××××××）、医工处（电话：×××××××）、勤保处（电话：×××××××）

2．**医疗救治组**

组长：×××

副组长：×××

成员（排名不分先后）：×××

工作职责：

（1）负责全院突发急性呼吸道传染病防治的具体工作实施。

（2）负责对疑似患者的会诊、排查工作。

（3）提出疫情预警报告。

（4）制定和完善医疗诊疗救治方案。

（5）指导疑似／确诊患者的诊疗和护理。

（6）保障预防、治疗所需药品的供给。

（7）制定实验室筛查方案并进行指导、监督与实施。负责实验室的生物安全监督与检查。

（8）完成由工作领导小组交办的其他工作。

成员部门：医务处（电话：×××××××）、药学部（电话：×××××××）

3. 院感／疾控组

组长：×××

副组长：×××

成员（排名不分先后）：×××

工作职责：

（1）负责疫情信息的采集，上报，向上级行政管理部门报告。

（2）根据上级部门的有关要求，进行各种报表及统计工作。

（3）负责院内感染的防控及消毒隔离指导、培训和落实。

（4）完成由工作领导小组交办的其他工作。

4. 支持保障组

组长：×××

成员：×××

工作职责：

（1）负责保障医疗、防护所需的物资供给。

（2）保证电力、热力、通风、水源的供应。

（3）保证运输车辆的完好及临时设施的建设，保证设备的正常使用。

（4）负责保障医疗防护所需的医疗设备仪器的供应。

（5）完成由工作领导小组交办的其他工作。

成员部门：勤保处（电话：×××××××）、医工处（电话：×××××××）

二、突发急性呼吸道传染病隔离救治方案

（一）预检分诊

各门诊、窗口单位严格执行预检分诊制度,发热患者(体温≥37.3℃)以及符合监测病例患者(14 天内到过疫区或有过相关患者接触史,同时出现发热和/或肺炎、其他呼吸道症状等)在发热门诊就诊。

（二）执行首诊负责制

出现疑似患者,首诊科室对患者进行隔离救治和传染病上报。

（三）疑似病例隔离救治措施

1. **疑似病例定义** 根据国家卫生健康委发布的最新诊疗方案确定。

2. **疑似病例隔离救治流程**

（1）专家会诊:发现疑似病例,首诊科室就地单间隔离,启动防治措施(具体按各院《突发急性呼吸道传染病医院感染预防控制措施》执行),并按流程上报,医务处启动专家会诊。

（2）进一步实验室检查:依据会诊专家意见,启动病原学送检,临床科室留取两份鼻咽拭子标本(也可为其他呼吸道标本,如口咽拭子、痰液、肺泡灌洗液等)和两管 3~5ml 不抗凝血,开具呼吸道病原体抗原五联检医嘱,并手工备注"突发急性呼吸道传染病"和首诊医生电话;送微生物实验室,微生物实验室向工作小组相关负责人上报检测结果,工作小组依据微生物实验室结果指导隔离防控、医疗救治以及传染病上报等工作。

3. **我院初筛阳性患者隔离救治步骤**

（1）步骤一:上报辖区中国疾病预防控制中心(CDC),在 CDC 的指导下进行转诊。

（2）步骤二:开放隔离病房单间病房,进行隔离救治。

（四）传染病上报流程

具体流程见《关于规范传染病报卡的通知》。依据疾病控制中心

反馈送检标本结果,依据疾病控制中心反馈送检标本结果,由疾控处负责人再次上报主管院领导后,首诊医生在 2h 内完成"突发急性呼吸道传染病"传染病报告卡,在备注项注明"突发急性呼吸道传染病疑似病例"。

三、密切接触医务人员隔离救治方案

（一）密切接触者医务人员定义

与疑似或确诊病例有如下接触情形之一者:①与病例共同居住员工宿舍、学习、工作或其他有密切接触的人员;②诊疗、护理病例时未采取有效防护措施的医务人员;③与病例乘坐同一交通工具并有近距离接触的医务人员;④经现场流行病学调查评估后认为符合条件的医务人员。

（二）高危密切接触人群定义

密切接触医务人员患有慢性疾病或者免疫功能低下者、肥胖者、孕产妇等。

（三）密切接触人群医学观察方案

密切接触者医学观察期定为 14 天,进行医院统一隔离点医学观察。医学观察期间每日测体温两次,体温≥37.3℃或者伴随呼吸道症状及其他身体不适者,应立即在发热门诊就诊,同时上报科室负责人和院感办 / 疾控处。

四、信息保密制度

所有工作小组人员严格遵守信息保密制度,我院对外发布信息的唯一途径是党办宣传办,任何人不得以任何方式对外发布我院突发急性呼吸道传染病的相关信息。

五、其他事项

1. 具体工作方案各组可根据工作另行制定。
2. 组织架构、人员组成将根据防治工作需要进行调整。
3. 本次防治方案的起讫时间以正式发文日期为准。

制度2　发热患者就诊及收治方案

发热患者归口管理，经筛查的疑似病例应在隔离病区进行隔离治疗和等待确认。现将发热患者就诊及收治方案说明如下。

1. 体温≥37.3℃的成人（>14岁）发热患者应在感染疾病科发热门诊就诊，当符合疑似病例条件时，应在发热门诊等待病原学测定结果。若结果为阳性，收入隔离病区住院治疗，若结果为阴性则可解除隔离；或视病情需要，直接收入隔离病区住院治疗。在发热门诊收费窗口办理入院手续，出院时在住院结算处办理出院结算手续。

（1）若住院时间≤48小时，可按照日间病历模板书写病历。

（2）若住院时间>48小时，仍按照大病历模板书写病历。

2. 体温≥37.3℃的儿童（≤14岁）发热患者在儿科门急诊就诊，当被诊断为疑似病例时，应由儿科医护人员陪同转至感染疾病科发热门诊，收治流程同成人发热患者。

3. 若成人发热患者在急诊科就诊，但因病情危重需就地抢救、无法转运至发热门诊时，应按留观患者收入急诊科隔离抢救区，在急诊收费窗口缴纳预交金办理留观手续，各项检查、治疗费用记账。所需药品由患者家属在急诊药房领取后送至急诊科隔离抢救区入口，离院时在急诊收费窗口办理结算手续。此类患者书写急诊病历。

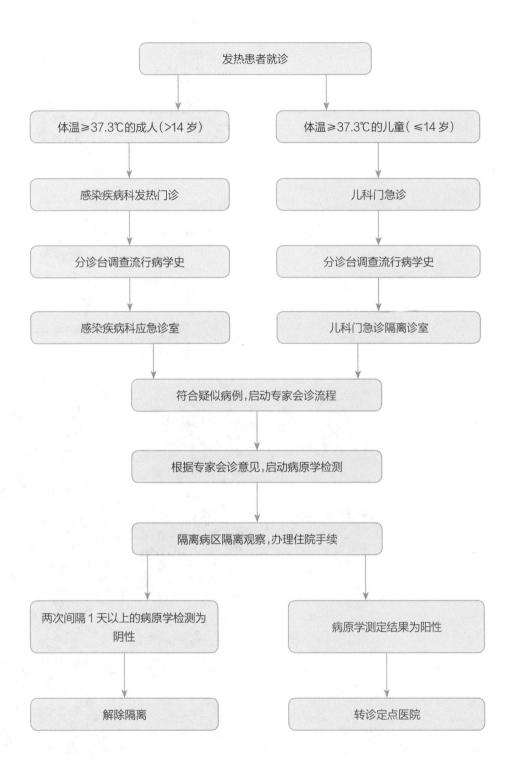

制度3 确诊病例转定点收治医院工作流程

为确保院内疫情防控工作,做到及时转诊,依据《北京市卫生健康委关于确诊病例转运流程的通知》,特制定院内病例转出流程。

一、患者转出流程

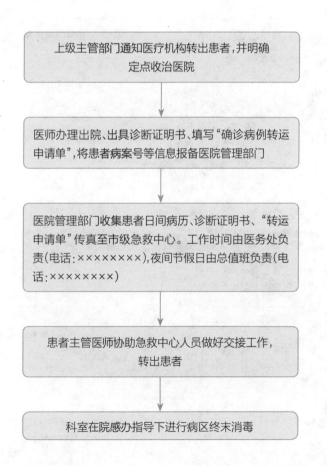

上级主管部门通知医疗机构转出患者,并明确定点收治医院

↓

医师办理出院、出具诊断证明书、填写"确诊病例转运申请单",将患者病案号等信息报备医院管理部门

↓

医院管理部门收集患者日间病历、诊断证明书、"转运申请单"传真至市级急救中心。工作时间由医务处负责(电话:×××××××),夜间节假日由总值班负责(电话:×××××××)

↓

患者主管医师协助急救中心人员做好交接工作,转出患者

↓

科室在院感办指导下进行病区终末消毒

二、其他说明

1. 患者日间病历、诊断证明书等资料工作时间由医务处通过电子病历系统进行打印,资料汇总后传真至急救中心;夜间节假日由总值班在内网系统进行打印,资料汇总后传真至急救中心。

2. 患者出院结算由出院结算处办理,如无患者家属办理,由发热门诊财务收费人员具体与出院结算处工作人员沟通,协助办理。

3. 急救中心在接到派车通知后,原则上应于 60 分钟内到达医院。

制度 4　综合病房运行方案

为进一步做好疫情防控、防止交叉感染、分层施治,经医院突发急性呼吸道传染病疫情防治领导小组和工作小组讨论决定,在院内设置综合病房。设立综合病房的主旨是保护大医疗住院患者的安全,对疫情设立第二道防线。综合病房是使其他病原体感染的患者得以鉴别诊断的中转站,也是以发热为表现的其他疾病患者收入专科病房前的过渡病房。

一、综合病房设置

综合病房设置四个病区,一、二病区为呼吸病区,三病区为内科综合病区,四病区为外科综合病区。

二、综合病房收治标准

（一）一、二病区

来源于急诊、发热门诊和隔离病区,需住院治疗,经专家组会诊已排除疑似但仍需继续观察以彻底除外突发急性呼吸道传染病的呼吸源性患者。

（二）三病区

来源于急诊、发热门诊和隔离病区,需住院治疗,经专家组会诊已排除疑似但仍需继续观察以彻底除外突发急性呼吸道传染病的内科疾病相关患者(不含呼吸相关),以肾病科、心脏科、消化科、血液科为主。明确诊断的由所属科室当班责任医师共同主管,诊断尚不明确的由主要症状科室当班责任医师共同主管。

（三）四病区

来源于急诊、发热门诊和隔离病区,需住院治疗,经专家组会诊已排除疑似但仍需继续观察以彻底除外突发急性呼吸道传染病的外科疾病相关患者;或急诊术后在外科重症监护病房(stroke intensive care unit,SICU)已病情平稳,达到转出到普通病房标准,但存在危险因素仍需密切观察以彻底除外突发急性呼吸道传染病的患者。责任专科共同主管要求同三病区。

需收治综合病房各病区患者时请与病区医疗负责人联系。

综合病房各病区不适合收治合并脏器功能不全等危重患者、长期占用床位的患者。原则上患者只在本病房停留 3 天以内,一旦经会诊专家组确定目前状态下不考虑诊断突发急性呼吸道传染病,病区医疗负责人将与相关专科联系转回普通病房,各专科不得推诿收治。必要时医务处负责协调。

三、功能分区与防护级别

综合病房各病区收治尚未完全排除突发急性呼吸道传染病可能的

患者,医务人员采用二级防护措施;若对患者进行鼻咽拭子采样或气管插管等可能产生气溶胶的操作时,采用三级防护措施。

制度5 日间病房运行方案

突发急性呼吸道传染病疫情时期,为确保各病区住院患者安全,减少流动人员带来的感染风险,医院决定设置独立的日间病房,满足必须进行日间化疗患者的需求。具体方案如下。

1. 日间病房的定位 本病房用于收治需要日间化疗的患者,日间化疗的患者不得收入主楼,由患者所在科室负责管理。

2. 日间病房的地点和床位 ××栋××层病区,开放床位20张,其中普外科8张,肿瘤内科8张,4张机动床位,由床位调配中心统一协调收治。

3. 患者入院前注意事项 患者住院前必须在门诊完成必要的检查和实验室检查,住院期间不再开立检查和实验室检查。医师为患者开具入院申请单的同时必须填写"突发急性呼吸道传染病疫情期间住院患者及家属告知书"并签字确认。

4. 运行时间 周一到周日开诊,患者需在当天早上8点前办理完入院手续,医生8点半前到日间病房完成医嘱开具并由护士发送至静脉配液中心。

5. 预约流程 有日间治疗需求的科室每周四下午4点之前,填写电子版"日间化疗患者预约登记表",并发送给床位调配中心××(OA办公系统或手机信息均可,联系电话:×××××××××),提出预约申请,床位调配中心及时将预约结果反馈给科室。

6. 辅助用药 日间病房暂停使用中药注射剂和非治疗用药。

7．因日间病房床位有限,暂不接收外院转诊患者。

8．所有入院的患者,入院当天须由日间病房接诊护士及患者再次确认"突发急性呼吸道传染病疫情期间住院患者及家属告知书"相关内容,并签字。

制度6 医用防护用品管理规范

根据目前医用防护用品(简称"防护用品")管理现况,结合国家卫生健康委相关技术指南,为合理规范的管理和使用防护用品,特制定本规范,请各部门遵照执行。

一、医用防护用品定义

指医务工作者和进入有感染风险区域的人群(如探视人员或其他人员等)所使用的必要防护性用品,其作用是隔离病原体,保证人员的安全和环境清洁。主要包含:一次性工作帽、一次性医用外科口罩、医用防护口罩、防护面屏/防护眼镜(防雾型)、工作服(白大褂)、一次性防渗透隔离衣、一次性医用防护服、一次性乳胶手套、一次性鞋套和全面型呼吸防护器或正压式头套等。本规范讨论防护用品仅限于个人穿戴用品。

二、医用防护用品使用原则

医务工作者应根据不同暴露等级,科学合理配备和使用防护用品。防护级别分三级:一级防护、二级防护、三级防护。不同防护等级与所在岗位无直接关系,与患者接触程度(如距离、飞沫、直接接触、空气流通情况)直接相关。具体如下。

1. 一级防护工作帽、一次性医用外科口罩和工作服(白大褂),接触普通患者血液、体液、分泌物或排泄物时,加戴一次性乳胶手套。

适用范围:普通门诊、普通病房医务工作者。

2. 二级防护穿戴一次性工作帽、防护面屏/防护眼镜(防雾型)、医用防护口罩、一次性防渗透隔离衣、一次性乳胶手套。

适用范围:急诊科诊区、儿科门(急)诊日常诊疗佩戴一次性工作帽、医用防护口罩、工作服(白大褂),视接诊患者情况启动二级防护。缓冲病房采用二级防护。

3. 三级防护穿戴一次性工作帽、医用防护口罩(外加一次性医用外科口罩外戴)或全面型呼吸防护器/正压式头套、防护服(外加套一次性防渗透隔离衣)、一次性乳胶手套,视情况使用医用防水靴或一次性防水鞋套。

适用范围:①用于为高度疑似或确诊的患者实施吸痰、呼吸道采样、气管插管和气管切开等产生气溶胶操作的医护人员。②发热门诊、呼吸二部二病区、临床微生物实验室以及出现新型冠状病毒高度疑似(经我院专家组会诊确定的)或确诊病例的诊区。③呼吸科住院总、麻醉科医生在急诊诊区、儿科门(急)诊进行产生气溶胶的操作时(气管插管、采呼吸道标本等)采用三级防护。

注意:医用外科口罩及医用防护口罩按说明书使用,如无说明书则建议每4~6小时更换一次,遇口罩潮湿、破损及污染情况随时更换。

所有防护用品均由各诊疗区域护理负责人或部门负责人管理、发放、登记和监督。

制度7 防护用品管理细则

为加强突发急性呼吸道传染病疫情期间医院防护用品的管理，保证员工规范、合理地使用防护用品，实现医院员工、患者及家属安全，现制定本管理办法。

（一）严格执行防护标准

严格按照国家卫生健康委颁布的相关指南要求执行，本着规范准确、保证安全、杜绝浪费的原则。

（二）防护用品的使用管理

1. 科室严格按照以上标准建立科室防护用品基数，并规范使用。

2. 科室负责人与护士长负责监督防护用品的规范使用，定期培训、及时提醒、保证落实。

3. 如遇突发情况需要对科室防护级别升级时，工作日白天需报告院感办（电话：××××××××），夜间及节假日需联系院总值班（电话：××××××××）获得批准。

4. 科室防护级别升级后，经院感办或总值班批准并通知急诊，科室派人前往急诊科分诊台领取升级所需防护用品。

（三）防护用品的发放管理

1. 防护用品由科室护士长统一管理，科室建立防护用品发放登记，记录每日防护用品的发放情况，防护用品账、物清晰，按班次交接，准确记录。

2. 在科室区域内工作的医生、护士、辅助与工勤、安保人员等所需防护用品由护士长或科室防护用品管理员发放，根据与患者的接触情况决定防护用品使用类别。

3. 应根据实际需要发放，不得不发、少发或私自转送他人。

4．原则上患者、家属及其他人员的防护用品由其自行准备。

（四）防护用品的请领管理

1．根据科室人员情况设定每日防护用品消耗均量，经院感办、医务处、护理部及医工处确认后，由医工处按日消耗量发放。

2．科室增加防护用品数量，需填写申请单，科室负责人或护士长、院感办、护理部负责人签字后，医工处发放。

3．科室临时出现防护用品短缺时，可请护理部总值班或院总值班协调从其他科室暂借以保证使用。

（五）防护用品的管理监管

1．医院相关部门负责定期组织全院防护用品使用及管理情况的检查。

2．因防护用品使用不规范、管理不到位造成防护用品浪费与流失医院将进行通报批评、督促整改。

以上规定从发布之日起执行。

科室防护用品管理登记表

日期	外科口罩			防护口罩			防护镜			防护服			隔离衣						签字
	现有	取出	补充	现有	取出	补充	现有	取出	补充	现有	取出	补充	现有	取出	补充	现有	取出	补充	

科室防护用品发放登记表

日期	交接记录								使用记录					
	时间	交班人	外科口罩	防护口罩	防护镜	隔离服	防护服	接班人	时间	外科口罩	防护口罩	防护镜	隔离服	防护服	领用签字

制度 8　紧急支援微生物实验室人员调配方案

为进一步做好突发急性呼吸道传染病疫情防控工作,保证微生物实验室筛查病原学工作安全有效运转,我院疫情防控工作小组特制定紧急支援微生物实验室人员调配方案如下。

1. 如遇疫情发展,微生物实验室工作量突然增长,出现人力不足,现有人员不能满足值班需要时,由实验室主任向我院防控工作小组提出具体的人员需求。

2．我院防控工作小组接到微生物实验室的需求报告后,进行讨论审核,通过后形成决议。

3．人员调配工作由主管院领导主持,人事处负责沟通协调。

4．根据微生物实验室工作需求,从检验科、药学部、病理科等部门的实验室中,调配有相应资质和技术的人员进行支援。

5．支援人员到位后,由微生物实验室进行岗前培训,培训合格后参加微生物实验室的筛查工作。

制度9　增设病理科为病原学检测点的方案

突发急性呼吸道传染病疫情期间,急诊和发热门诊就诊人数较多,我院待排除突发急性呼吸道传染病的患者逐渐增多,给隔离病房和综合病房的患者收治带来巨大压力。现微生物实验室每日两次病原学检测已无法满足临床需求,特安排病理科分子病理实验室每晚11点增加突发急性呼吸道传染病病原学检测一次,从即日起执行。

制度10　复工协调会会议纪要

时间:××××年××月××日

地点:×××

参加人员:副院长×××、医务处×××、护理部×××、院感办×××、教育处×××、手术麻醉科×××、呼吸中心×××、疾病科×××、急诊科×××、微生物实验室×××、四个综合病房负责人

会议记录:院感办×××

会议纪要:

　　会议由副院长×××主持,会议集中讨论如下问题:①病房收治原则;②综合病房的运行;感染疾病科全面开诊;③手术患者术前检查;④突发急性呼吸道传染病出院患者就诊流程;⑤学生和进修医生安排;⑥急诊科、感染疾病科支援人员撤离等。

　　参会专家依据上级部门相关规定、北京市疫情、我院患者诊疗情况、各科室运行情况,形成以下意见:

　　1. 现阶段我院开放床位××张,3月22日收治患者×××人,使用率77.30%,根据医院安全和床位实际使用情况,我院暂不增加开放床位数,各临床科室维持原收治原则不变。

　　2. 我院设置四个综合病房,累计××张床,综合病房在保证大医疗安全、促进医院有序复工方面发挥了非常大的作用。结合我院目前疫情情况,建议综合一、二病区保留一个,继续作为呼吸科的缓冲病房;综合三、四病区主要为了解决急诊和发热门诊患者去向问题,请医务处依据两个病区的收治情况考虑是否保留。经分析前期收治患者数据,决定继续保留综合二、三、四病区,需要加强综合三病区患者的收入与转出工作,关闭综合一病区。

　　3. **感染疾病科的开诊问题**　复工期间隔离病房继续作为感染疾病科的隔离筛查病房,感染疾病科原病房可以有计划收治患者,目前阶段肠道门诊、肝病门诊暂不开诊。

　　4. **手术患者术前检查**　依据放射科CT室目前的容量能够完成我院手术患者的术前胸部CT检查。原则上,可能涉及全麻插管的手术必须做术前胸部CT检查;无可疑临床症状的其他手术患者可视情况而定;急诊手术病情不允许的情况下可不做,必要时提高医护人员防护级

别。特殊情况及时与麻醉科三线及麻醉科主任沟通。

5. 来我院就诊的突发急性呼吸道传染病康复患者,在定点医疗机构完成×周的随诊后可来我院发热门诊初筛,完成筛查后可进入大医疗。

6. **医学生、进修医生复工** 依据目前国家政策,我院医学生暂不复工;我院不能提供进修人员集中隔离的场所,如果进修医生可以自行解决 14 天居家隔离及此后的住宿问题,我院可以承接该类进修人员。

7. 急诊科与感染疾病科持续应对较大工作量,目前情况下还不能撤离支援人员。

制度 11　工 作 简 报

×××医院防治突发急性呼吸道传染病
工作简报
×××× 年 ×× 月 ×× 日
(内容截至 ×× 月 ×× 日 ××:×× 时)

一、医疗、院感、护理工作

1. ×× 月 ×× 日上午,×× 院长赴 A 栋各科病房查看病区患者收治情况,了解科室防控、患者治疗、探视管理等措施落实情况。×× 院长叮嘱各科室工作人员一定要做好个人防护;充分利用多种手段做好患者的筛查;按照医院要求做好患者收治,防止交叉感染;为患者提供合理探视方式,减少人员聚集;加强对科室工作人员及外包人员的管理等。

2. 经过北京市卫生健康委员会准入许可,我院已开通互联网复诊业务。可以为过去 90 天内曾在我院门诊确诊或出院的常见病、慢性病患者提供在线复诊 + 药品配送到家服务。医务处发布《关于开展互联网复诊服务的通知》。

3. 护理部向全院护理单元下发能够识别既往 14 天人员是否到过疫区的疫情查询助手二维码,减少因人员瞒报造成的防控风险。

4. **最新疫情数据** ××月××日 0:00—24:00,发热门诊量××人次,新增疑似病例×例,新增确诊病例×例。截至目前我院共确诊×例病例。

××月××日门诊量××人次,急诊量××人次(不含发热门诊),住院××人(其中综合病房患者数共××人,日间病房××人),床位使用率××%。

二、我院医疗队援助疫区情况

略。

三、宣传工作

略。

制度 12　医院就病原学检测"三连阴"患者发布通告

各位同事:

向大家通报医院最新疫情:一位武汉来京发热肺炎患者 2 月 5 日在

呼吸四部确诊为新型冠状病毒肺炎,目前正等待转往定点医院。通过排查,呼吸四部共有 23 名密切接触的医务人员,医院已经第一时间安排为期 14 天的隔离医学观察。

此例患者入院前三次咽拭子新型冠状病毒核酸检测均为阴性,甲型 H_1N_1 流感核酸检测阳性,因此于 1 月 30 日以"重症甲流"收入院。入院后插管上呼吸机,通过肺泡灌洗检测才发现新型冠状病毒核酸阳性。

这一复杂病例再次表明,目前对新型冠状病毒的认识还在不断更新,将来还可能会不断出现类似病例,对医院的疫情防控形成压力。

请大家将此通报发送本科室人员,也请大家务必对疫情复杂性有充分思想准备,对于不明原因肺炎应保持高度警惕性。

医院会一如既往地把医务人员的安全置于最重要位置,在目前防护资源可及的情况下,尽力确保大家的安全。也请大家对目前实际情况予以充分了解和理解,严格按照分级防控要求,严格减少物资浪费,我们共同抗击疫情。

×××医院突发急性呼吸道传染病防控领导小组

××××年××月××日

制度 13　门诊患者就诊分流措施

为配合落实国家卫生健康委《关于做好应对 2020 年春节假期后就诊高峰工作的通知》(国卫办医函〔2020〕86 号),避免因就诊人员密集产生的交叉感染风险,采取以下门诊患者分流措施。

一、通过医院公共平台发布患者和家属告知书

1．我院目前主要接诊急、危重症患者，为避免交叉感染，无紧急就诊需求的患者暂缓来院。

2．需定期开药的慢性病患者，建议首选附近社区开药。

3．突发急性呼吸道传染病流行期间各科室适当增加预约号的号源，严格控制诊间加号。

4．引导患者按预约挂号时间错峰就诊。

二、利用我院信息优势，开通在线问诊咨询服务

通过我院官方微信、远程医疗中心等信息平台，实现与医生的在线问诊咨询，这样既可减少因恐慌情绪就医的患者来院被交叉感染的风险，又可及时建议疑似患者到医院接受规范诊疗，避免延误病情。

三、根据病情需要适当增加开药量

根据北京市卫生健康委员会和北京市医疗保障局联合下发的相关文件，明确诊断并需要长期用药的患者，可根据病情需要适当增加开药量。具体细则由医务处与医保办制定。

制度14　门诊及住院患者限流方案

根据目前疫情防控工作需要，医院将采取以下限流措施，请各科室

遵照执行。

一、门诊区域

1．严格执行"一医一患一诊室"，各科室按实际诊室情况调整门诊班次。

2．各科室根据人员配备情况采取限流措施，建议每就诊单元每位医生接诊不超过 25 人。

3．疫情期间跨科开药不会拒付，为尽量减少患者在院滞留时间，建议各专科根据实际需要为患者开具药物。

4．为保护离退休专家安全，离退休专家暂停门诊，复诊时间另行通知。

5．联合门诊全部停诊。

6．体检中心暂停接诊。

二、病房区域

1．建议各科室床位使用率暂控制在 50%，严密防控院内感染，各科室原则上至少保留一独立病室备用，用于隔离突发的疑似病例。

2．暂停各临床科室全科大查房活动，恢复时间另行通知。请各科室做好相关工作安排，积极利用网络信息化手段加强科室业务沟通与交流，在科室医疗工作有序开展的同时确保医务人员个人防护安全。

3．鉴于目前防控形势，建议所有非急诊手术延后开展。

4．各科室严格执行疫情流行期间病房探视制度及陪护制度。

5．因目前北京市血库供血困难，仅能保障上消化道大出血、危重孕产妇和突发急性呼吸道传染病抢救用血。

制度15　门诊患者及家属注意事项告知书

尊敬的患者朋友：你们好！

本院门诊自××××年××月××日起正常开诊，为落实突发急性呼吸道传染病依法防控措施，医院当前主要接诊急危重症患者。为避免医院内的交叉感染，请无紧急就诊需求的患者暂缓来院就诊。如因病情需要选择到我院就诊的患者请您佩戴口罩，并积极配合我们的工作，做到以下注意事项：

1. 我院门诊入口处设置了立式体温测量仪，所有患者及家属在进入门诊时均需要接受体温检测，体温为正常后方可进入。

2. 因我院部分医生被外派支援疫情防控工作或院内调配增援急诊科和发热门诊工作，可能会出现接诊医生与您预约号源不一致情况，请您谅解。

3. 已预约挂号但选择暂时不到医院就诊的患者，可通过原渠道退号。遇其他情况，在疫情防控期间，医院将为您无条件办理退号。

4. 凡有以下情况之一者，请您主动前往发热门诊接受筛查或第一时间告知预检分诊处的工作人员，由工作人员引领您到发热门诊进行筛查。

（1）发热（体温≥37.3℃）。

（2）近14天内去过疫区。

（3）明确接触过疫区居住者。

（4）身边有多名人员发热。

以上所述事宜，目的是最大限度降低医院内交叉感染风险，敬请广大患者理解支持！

制度 16　门诊手术管理规定

门诊手术种类多、患者流动性大,且患者均为非住院患者,为确保在疫情期间的安全,防止感染疫情的传播,现制定门诊手术相关管理规定。

1. 患者因病情需要接受门诊手术时,请患者使用微信扫描下方二维码,或在微信中搜索"北京健康宝"小程序,或使用支付宝扫描下方二维码,生成本人健康状态信息,并向手术医师出示。健康码显示为"绿色"者方可进行下一步筛查(健康码分类及提示见文末附图)。

2. 门诊医师按照"门诊手术患者及家属告知书"(以下简称"告知书")对患者进行第一次筛查,如均为"否",则与患者共同签署该"告知书",并交由患者保管,嘱患者于手术当日交给手术医师,届时需再次签字确认。如筛查时出现"是"选项,则按照诊疗要求进行突发急性呼吸道传染病相关排查。

3. 门诊诊间签署"告知书"后可进行门诊手术预约。

4. 各科室需提前向门诊手术室告知门诊手术信息,不能当日临时通知手术。

5. 手术当日,患者进入门诊手术室时需接受体温检测、健康码复验、个人有效身份证件和"告知书"查验。手术医师再次根据"告知书"对患者进行第二次筛查,并与患者再次共同签署"告知书"。体温合格且健康码为绿色、个人身份证件查验完毕、"告知书"再次签署完成并交由门诊手术室前台存档后,患者方可进入门诊手术间;未进行以上检测或检测不合格者严禁入内。

6. 发热患者如非急诊,或是非必需情况下,一律不安排门诊手术。

7. 如确需手术的发热患者,请先到发热门诊就诊进行突发急性呼吸道传染病相关排查。如为急诊手术,参照《疑似或确诊突发急性呼吸道传染病患者手术管理制度》执行。

特此通知。

"北京健康宝"二维码及健康码情况示例：

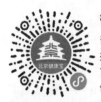

微信小程序
请扫描二维码，或在微信中
搜索"北京健康宝"小程序
首次使用时需输入姓名、身
份证号并刷脸

支付宝小程序
请扫描二维码，或在支付宝中
搜索"北京健康宝"小程序
直接刷脸进入

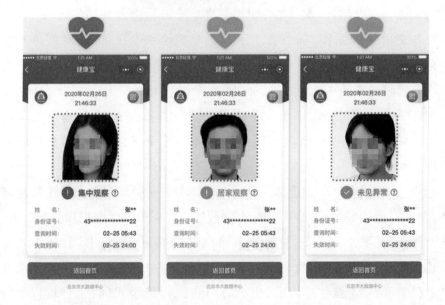

红色:按照目前掌握的防疫相关数据,您已符合集中医学观察条件。

黄色:按照目前掌握的防疫相关数据,您已符合居家医学观察条件。

绿色:按照目前掌握的防疫相关数据,暂未发现您存在与防疫相关
异常健康状况。

制度 17 门诊手术患者及家属告知书

尊敬的患者及家属: 您好!

鉴于当前发生的突发急性呼吸道传染病的疫情, 为了防止疫情进一步扩散, 最大限度地保障患者、家属、医务人员安全, 请您如实汇报下面"门诊手术患者筛查标准"中涉及到的问题, **并在门诊诊间及手术当日分别签名确认。**

患者姓名:_____ (请用正楷书写清晰);身份证号:_____

联系电话:_____;科室:_____

门诊手术患者筛查标准清单

问　　题	门诊医师筛查 (门诊当日填写)		主刀医师筛查 (手术当日填写)	
	是 (√)	否 (√)	是 (√)	否 (√)
1. 近 2 周是否有京外旅行或居住史				
2. 近 2 周是否接触过发热或有呼吸道症状的患者				
3. 近 2 周是否与突发急性呼吸道传染病患者 / 疑似患者有接触史				
4. 近 2 周所接触人群是否存在聚集性发病情况				
5. 近 2 周内是否有体温≥37.3℃				

问　　题	门诊医师筛查 (门诊当日填写)		主刀医师筛查 (手术当日填写)	
	是 (√)	否 (√)	是 (√)	否 (√)
6. 近 2 周是否有乏力、干咳、鼻塞、流涕、咽痛和腹泻等症状				
7. 如有上述任意一条,要求入院前完成肺部 CT 检查,结果是否有新发影像学改变				
患者已按上述标准进行筛查,结果均为否,同意为该患者实施门诊手术,并已对患者及家属进行特别疫情期间注意事项的告知及说明				
特殊情况:患者存在上述问题,但经专家组会诊或综合病房筛查,已除外突发急性呼吸道传染病。	<u>是</u>		<u>是</u>	
门诊医师签字:　　　　　　　　　　　　　　　____年__月__日__时__分 患者签名:和 / 或患者家属签名:　　　签名日期:____年__月__日__时__分				
主刀医师签字:　　　　　　　　　　　　　　　____年__月__日__时__分 患者签名:和 / 或患者家属签名:　　　签名日期:____年__月__日__时__分				

特别告知:疫情期间,尽量避免家属陪同。如确需陪同,请患者家属按照上述调查标准自查,如有相关情况,请不要陪同患者来院。感谢您的理解与支持。

特别说明:根据《中华人民共和国刑法》《中华人民共和国传染病防治法》《中华人民共和国治安管理处罚法》及其他相关法律规定,如果您隐瞒事实,造成疫情扩散情况发生,依据相关法律规定,您将可能承担相应的法律责任,面临治安拘留、罚款,直至追究危害公共安全罪的法律责任,请您给予配合。

制度 18　病房合并方案

新发呼吸道传染病疫情期间,为降低院内感染风险,减少医疗资源的浪费,医院拟对部分科室病房和护理单元进行关闭和合并,基本原则为每层尽量保留东侧病区,关闭西侧病区。病房患者较多的科室,可将部分患者分流至其他楼层。原则上合并后的病房内患者由原科室负责医疗管理,合并后的病房所在护理单元护士长负责护理管理,护理人员根据工作需要进行配备。后续可能还会根据患者数量和相关疾病对病房情况进行调整,必须收治的患者按照正常的医疗流程进行,不得拒收。医疗问题联络人:医务处×××,电话:×××××××;护理问题联络护理部总值班,电话:×××××××。

为确保关闭病区的安全,医院将封闭病房的出入口,切断水、电、气供应,并由相关部门对管线管路进行检修。届时关闭的病房将禁止人员随意进出,请科室将必要的物资带离。如科室内部房间锁门,应保证遇有突发事件可随时打开房门,并向安保部门备案应急联系方式。医务人员遇有特殊情况需要进入关闭病房,请电话联系×××。

制度 19　体温筛查程序

1. 医院各人员入口均设有体温筛查站负责进行体温筛查。
2. 进入医院的本院职工、患者及家属均需经过体温筛查。
3. 进入医院的各类人员有义务主动配合体温筛查工作的进行。

4．对体温≥37.3℃的人员按照流行病学要求,登记个人信息,引导到发热门诊就诊。

5．当红外线体温检测仪、额温枪检测体温结果异常时,体温筛查人员需用腋温表进行核实确认。

6．对发热患者相对集中或患者抵抗力相对弱的科室,护士对患者及家属的体温进行再次核查。

7．对不配合体温筛查的人员进行耐心解释,如情绪激动或出现暴力倾向,呼叫就近的安保人员协助进行安抚。

8．护理部每日对体温筛查岗工作情况进行检查。

制度20　病房管理制度

一、患者管理

（一）普通病房

1．办理住院手续时,要求患者准确提供突发急性呼吸道传染病筛查相关信息,并在"住院患者告知书"上签字。

2．患者应规范佩戴口罩并及时更换口罩,严格执行手卫生和咳嗽礼仪。

（1）咳嗽或打喷嚏时,尽量避开人群,用纸巾、手绢或双手捂住口鼻,防止唾液飞溅。使用后的纸巾不要随便乱扔,要放到垃圾桶中。

（2）紧急情况下,也可以用手肘的衣袖内侧来代替手捂住口鼻。

（3）接触呼吸道分泌物后要清洗双手或进行手消毒。

3．每日对患者进行体温和呼吸道症状监测,如出现体温≥37.3℃时,及时进行突发急性呼吸道传染病相关的筛查。

4．患者不得在各病区、各病室间走动。如必须与医务人员、其他人员进行交谈时,需保持 1m 以上的间隔。

5．患者不得在外走廊、洗漱间、厕所、污物间、处置室等地点饮水、就餐,不得不戴口罩进行交谈,严禁进入医护休息室。

6．患者应统一在医院营养食堂订餐,以减少不必要的人员流动。

7．住院期间患者如离开医院,将被视为自动出院,以防止住院患者将感染风险带入病房。

8．应用疫情查询助手确定患者既往 14 天在京,保障安全。

（二）收治疑似或确诊患者的病房

1．对疑似或确诊患者及时进行隔离,并按照指定路线由专人引导进入隔离区。

2．患者进入病区前更换病号服,个人物品及换下的衣服集中消毒处理。

3．指导患者正确选择、佩戴口罩,正确实施咳嗽礼仪和手卫生。

4．对被隔离的患者,原则上其活动限制在隔离病房内,减少患者的移动和转换病房,若确需离开隔离病房或隔离区域时,应当采取相应措施如佩戴医用外科口罩,防止患者对其他患者和环境造成影响。

5．疑似或确诊患者出院、转院时,其住院期间使用的个人物品经消毒后方可随患者或家属取走。

6．按《医疗机构消毒技术规范》对其接触环境进行终末消毒。

（三）疑似或确诊患者的尸体处理

1．疑似或确诊患者死亡的,对尸体应当及时、适当地进行处理。

2．**处理方法**

（1）用 3 000mg/L 的含氯消毒剂或 0.5% 过氧乙酸棉球或纱布填塞患者口、鼻、耳、肛门等所有开放通道。

（2）用双层布单包裹尸体,装入双层尸体袋中,由专用车辆直接送至指定地点火化。

二、陪住管理

1．疫情期间，严格执行医院的陪住制度，落实陪住人员管理要求。

2．住院患者原则上不安排陪住，如遇特殊患者需陪住，需由医生开立陪住医嘱，护士长开具陪住证。

3．严格遵守"一患一护"，一名陪护人员固定照顾一名患者；进入病区时陪住人员应如实准确地登记个人信息，并在"陪住人员告知书"上签字。

4．应按要求佩戴和及时更换口罩，严格执行手卫生和咳嗽礼仪。

（1）咳嗽或打喷嚏时，尽量避开人群，用纸巾、手绢或双手捂住口鼻，防止唾液飞溅。使用后的纸巾不要随便乱扔，要放到垃圾桶中。

（2）紧急情况下，也可以用手肘的衣袖内侧来代替手捂住口鼻。

（3）接触呼吸道分泌物后要清洗双手或进行手消毒。

5．每日需接受体温及呼吸道症状筛查，体温≥37.3℃时需配合流行病学调查要求，报告个人信息，配合前往发热门诊就诊，由符合要求的其他陪住人员替代。

6．不得在各病区、各病房间走动。如必须与医务人员、患者等进行交谈时，需保持1m以上的间隔。

7．不得在污染区饮水、就餐，避免不戴口罩进行交谈，严禁陪住人员进入医护休息室。

8．尽量避免与他人接触。为防止将感染风险带入病房，陪住期间不得离开医院，保证自身、患者和医院的安全。

9．应统一在医院营养食堂订餐，减少不必要的人员流动，食堂就餐时避免面对面就餐，尽量避免交谈交流。

10．应用疫情查询助手确定陪住人员既往14天在京，保障安全。

三、探视管理

1．疫情期间，严格执行医院的探视制度，落实探视人员管理要求。

2．普通患者原则上不安排探视,疫情期间尽量采取视频方式进行探视;重症患者、其他需探视的患者及需术前谈话等情况,经医生同意后方可进入住院部。

3．探视时间为每日 15:00—17:00,探视过程中严格限制探视人数和时间,原则上限制一人,且时间在 30 分钟之内,探视过程佩戴口罩,严格执行手卫生。

4．探视人员出现以下情况时,不得安排进病房探视:

（1）14 天内到过京外、接触过发热患者、与确诊患者有过接触等情况。

（2）家庭出现聚集性病例。

（3）有发热、咳嗽及其他呼吸道症状。

（4）其他被辖区疾病控制中心或社区卫生服务中心等认定需要隔离的情况。

5．不得在各病房、各病室间走动;如必须与医务人员、患者等进行交谈时,需保持 1m 以上的间隔。

6．避免探视人员不戴口罩进行交谈,严禁进入医护休息室。

7．应用疫情查询软件确定探视人员既往 14 天在京,保障安全。

制度 21 住院患者及家属告知书

尊敬的患者及家属:您好!

鉴于当前发生的突发急性呼吸道传染病疫情,为了防止疫情进一步扩散,最大限度地保障患者、家属、医务人员安全,请您如实汇报下面"疫情期间住院患者筛查标准"。

患者姓名：_____ （请用正楷书写清晰）

身份证号：_____

住院科室：_____

疫情期间住院患者筛查标准清单

问　　题	是(打√)	否(打√)
1. 近2周是否有京外旅行或居住史		
2. 近2周是否接触过发热或有呼吸道症状的患者		
3. 近2周是否与突发急性呼吸道传染病患者有接触史		
4. 近2周所接触人群是否存在聚集性发病情况		
5. 近2周内是否有体温≥37.3℃		
6. 近2周是否有乏力、干咳、鼻塞、流涕、咽痛和腹泻等症状		
7. 如有上述任意一条,要求入院前完成肺部CT检查,结果是否有新发影像学改变		
患者已按上述标准进行筛查,结果均为否,同意收治该患者至普通病区,并已对患者及家属进行特别疫情期间住院事项的告知及说明		
特殊情况:患者存在上述问题,但经专家组会诊或综合病房筛查,已除外突发急性呼吸道传染病。	<u>是</u>	
主诊医师签字:_____　　科主任签字:_____ _____年__月__日__时__分		

特别告知:若患者家属中存在有上述调查情形者,请您一定不要进入我院病房探视患者。若您是患者的直接监护人,我院医务人员会根据患者的意愿采用电话、微信、视频等方式将住院患者的病情告知予您,感谢您的理解与支持。

特别说明:根据《中华人民共和国刑法》《中华人民共和国传染病防治法》《中华人民共和国治安管理处罚法》及其他相关法律规定,如果您隐瞒事实,造成疫情扩散情况发生,依据相关法律规定,您将可能承担相应的法律责任,面临治安拘留、罚款,直至追究危害公共安全罪的法律责任,请您给予配合。

患者签名:_____或患者家属签名:_____

签名日期_____年__月__日__时__分

制度 22　陪住人员告知书

尊敬的陪住人员:您好!

　　鉴于当前发生的突发急性呼吸道传染病的疫情,为了防止疫情进一步扩散,最大限度地保障患者、家属、医务人员安全,请您如实汇报下面"陪住人员筛查标准"。

患者姓名:_____　　　住院科室:_____

陪住人员姓名:_____　　身份证号:_____

电话:_____　　　　居住地址:_____

陪住人员筛查标准清单

问题	是(打√)	否(打√)
1. 近2周是否有京外旅行或居住史		
2. 近2周是否接触过发热或有呼吸道症状的患者		
3. 近2周是否与突发急性呼吸道传染病患者有接触史		
4. 近2周所接触人群是否存在聚集性发病情况		
5. 近2周内是否有体温≥37.3℃		
6. 近2周是否有乏力、干咳、鼻塞、流涕、咽痛和腹泻等症状		
陪住人员已按上述标准进行筛查,结果均为否,同意在本病区陪住,并已对陪住人员进行特别疫情期间陪住事项的告知及说明		
责任护士签字:_____　护士长签字:_____ 　　　　　　　　　　　_____年__月__日__时__分		

特别说明:根据《中华人民共和国刑法》《中华人民共和国传染病防治法》《中华人民共和国治安管理处罚法》及其他相关法律规定,如果您隐瞒事实,造成疫情扩散情况发生,依据相关法律规定,您将可能承担相应的法律责任,面临治安拘留、罚款,直至追究危害公共安全罪的法律责任,请您给予配合。

陪住人员签名:＿＿＿＿＿＿　签名日期:＿＿＿年＿月＿日＿时＿分

制度23　综合病房陪护人员感染风险知情同意书

患者姓名:＿＿＿＿＿＿　性别:＿＿＿＿　年龄:＿＿＿＿　病案号:＿＿＿＿＿＿

收治病房:□综合病房一病区　　□综合病房二病区
　　　　　□综合病房三病区　　□综合病房四病区

目前初步诊断:＿＿＿＿＿＿＿＿＿＿＿＿＿＿＿＿＿＿＿＿＿＿＿＿＿

尊敬的陪护人员:

突发急性呼吸道传染病疫情期间,本病房主要收治肺源性发热或不能完全除外呼吸道传播疾病的患者,陪护人员可能有感染突发急性呼吸道传染病或其他呼吸道传播疾病的风险,依据国家颁布的防控指南,本病区原则上不设陪护。如患者病情确需陪护,应固定1名陪护人员,并遵守病房的管理规定,按照要求做好自身防护。

陪护人员筛查标准清单

问　　题	是(打√)	否(打√)
1. 近2周是否有京外旅行或居住史		
2. 近2周是否接触过发热或有呼吸道症状的患者(除本患者外)		

问　题	是(打√)	否(打√)
3. 近2周是否与突发急性呼吸道传染病患者有接触史		
4. 近2周所接触人群是否存在聚集性发病情况		
5. 近2周内是否有体温≥37.3℃		
6. 近2周是否有乏力、干咳、鼻塞、流涕、咽痛和腹泻等症状		
陪护人员已按上述标准进行筛查,结果为＿＿＿＿,同意在本病区陪住,并已对陪住人员进行特别疫情期间陪住事项的告知及说明		
责任护士签字:＿＿＿＿＿　护士长签字:＿＿＿＿＿ ＿＿＿＿年＿月＿日＿时＿分		

患者陪护人员的声明:关于陪护的必要性和风险,医护人员已经向我详细告知,我愿意承担陪护风险,并承诺按照医院要求做好自身防护,担任患者＿＿＿＿＿＿的固定陪护人。

陪护人员签字:＿＿＿＿＿　　身份证号:＿＿＿＿＿＿＿＿＿＿＿＿

＿＿＿＿年＿月＿日＿时＿分

制度 24　手术相关工作安排

　　鉴于突发急性呼吸道传染病疫情严重,为做好疫情防控,避免院内交叉感染,结合目前供血紧张、防护物资缺乏的现状,对近期手术相关工作安排如下。

　　1. 近期原则上仅开展急诊手术和无替代治疗方案的限期手术,如无特殊情况,停止有替代治疗方案的限期手术和择期手术。限期手术需经科室核心小组讨论通过后方可提交。

　　2. 手术组医师对于拟收住院的手术患者,应做到以下几点:

　　(1) 按照国家卫生健康委发布的诊断标准排查疑似患者。

（2）疑似突发急性呼吸道传染病的，必须经医务处启动专家组会诊。

（3）专家会诊认为需启动病原学筛查的，应在综合病房四病区（外科病区）筛查，排除突发急性呼吸道传染病后再收入外科病房。

3．术中出血风险大的手术，各手术组医师应在提交手术通知单前与输血科沟通，酌情安排手术。

4．需急诊手术的疑似患者、来不及进行突发急性呼吸道传染病病原学检测的，应按照《疑似或确诊突发急性呼吸道传染病手术管理制度》进行，同时启动病原学筛查，术后回专科重症监护负压单间病房等待病原学筛查结果。

5．各科室提交的手术通知单须经手术麻醉科进行评估。对有替代治疗的限期手术和择期手术，手术麻醉科有权拒绝安排手术。

6．患者住院期间不得离院。

7．以上要求随疫情进展情况适时调整。

制度 25　疑似或确诊突发急性呼吸道传染病患者手术管理制度

疫情期间，为保证医疗安全，防止院感事件发生，特制定本制度，具体如下。

一、手术接诊管理

1．查阅病史，流行病学史，生命体征，影像学资料。

2．判断是否有疫区居住史/感染人群接触史/影像学提示磨玻璃改变；病原学检测阳性；患者体温≥37.3℃，咳嗽、乏力等症状和体征。

3．依据流程上报院感办、医务处、护理部、勤保处；报备空调站、供应室协助开展相关工作。

4．启动感染手术应急预案。

二、隔离原则

1．隔离标识明确，固定区域使用。

2．一次性使用品作为优选。

3．一次性物品、药品做到单向流动，只进不出。

4．非一次性使用的设备、物品必须有明确的清洁消毒流程。

5．密闭式方法处理各类术后物品。

6．每次操作前先进行手卫生。

三、手术间环境准备

1．手术应安排在负压手术间内进行，术前需确认负压手术间负压值<-5Pa；缓冲区与负压手术间最小静压差≥5Pa；如不具备负压手术间条件，术前应评估手术间空调通风系统，如存在交叉感染风险，应予关闭。

2．启用负压手术间，检查温湿度调节、呼叫器、正负压调节、计时器、手术灯开关等操作面板的完好性。

3．关闭缓冲区空调机组，保持相对独立的缓冲空间（负压手术间门外与内外走廊之间的区域），关闭所有通往手术、外廊区域的连廊门。

4．精简手术间内物品，移除不必要的仪器设备，备好手术必需用物，减少手术间大门开启次数。

四、手术间人员及物品准备

1．特殊感染手术应配备手术室护士3人，1人为刷手护士，2人为巡回护士,分别负责手术间巡回、缓冲区物品传送及隔离防控工作的协调监督。

2. 感染手术应尽量使用一次性敷料及用物,应用感染手术专用器械。

五、手术前工作人员防护流程

1. **进入手术室前台** 手卫生—摘除原有的口罩(集中放置到指定区域)—手卫生—领取刷手衣裤—防护拖鞋。

2. **进入更衣室** 刷手衣裤——一次性圆帽—医用防护口罩—防护拖鞋。

3. **进入 3 楼缓冲区**

(1)麻醉医生及巡回护士:三级防护,包括防护服、一次性乳胶手套、医用护目镜(或护面屏)、一次性抵膝鞋套及鞋套—手消毒—隔离衣—戴乳胶手套。

(2)外科手术医生及刷手护士:三级防护,包括防护服、医用护护目镜/面屏、一次性抵膝鞋套及鞋套—手卫生—外科洗手—穿一次性无菌手术衣—戴双层无菌乳胶手套—开始手术操作。

六、患者转运防护流程

1. 启用感染手术专用通道转运患者。

2. 固定转运工具,转运物品;转运车铺置一次性床罩。

3. 各级医师应在手术间脱除手术衣/隔离衣、无菌手套及鞋套后运送病人回病房。

4. 外出转运人员着装要求:刷手衣裤——一次性帽子—医用防护口罩—护目镜/面屏—防护拖鞋——一次性鞋套——一次性隔离衣——一次性乳胶手套×2。

5. 患者转运要求:重症转运床/转运床、一次性帽子、一次性医用外科口罩。

6．完成转运后,转运车放置在隔离缓冲区;转运人员在隔离缓冲区进行手卫生消毒后—脱去一次性隔离衣—脱去一次性鞋套—手卫生—脱去1副一次性乳胶手套。

七、手术后工作人员撤离流程

1．手术结束后按要求在指定区域脱去防护着装,具体步骤如下。

（1）手术间:分别脱去一次性手术衣、一次性鞋套1双、无菌乳胶手套1副、手消毒。

（2）缓冲区:脱面屏/护目镜—脱一次性防护服加一次性鞋套1双加一次性乳胶手套1副—手消毒。

（3）3楼入口:摘除医用防护口罩加圆帽(集中放置到指定区域)—再次手卫生。

（4）经步行楼梯进入2楼更衣室:稀碘伏擦拭鼻腔、外耳道,稀碘伏漱洗口腔—洗澡—更换个人衣物—更换一次性医用外科口罩—撤离手术室。

2．手术结束后各级人员需迅速撤离,严禁在手术区域逗留。

3．术中无特殊情况减少进出手术室频次,所有使用后外出衣、刷手衣裤需集中放置到指定区域。

八、手术后物品处理

1．**手术敷料处理** 一次性敷料放入双层黄色垃圾袋内,鹅颈式捆扎密闭封存,粘贴"突发急性呼吸道传染病"字样标识,按医疗垃圾管理规定进行处理。

2．**手术器械处理** 遵循"先消毒—后清洗—再灭菌"原则。

（1）先消毒:在手术间内将手术器械放入含2 000mg/L含氯消毒剂的专用整理箱内,密闭浸泡30分钟。

（2）后清洗:消毒后的手术器械粘贴"突发急性呼吸道传染病"字样

标识,按污染器械处理流程密闭式转运至供应室,并做好交接。

(3)转运箱处理:2 000mg/L含氯消毒剂清洗、擦拭—30分钟后—清水清洗、擦拭—干燥、备用。

九、手术后环境处理

1. 术后关闭手术间负压通风系统,采用有效浓度的高水平消毒剂(含氯消毒剂、过氧化物消毒剂等)进行全面喷雾—作用30分钟—常规擦拭清洁消毒—再喷雾—作用30分钟—通风。过氧化氢喷雾计量:感染专用手术间450ml,缓冲区700ml。

2. 术后手术间处理操作流程

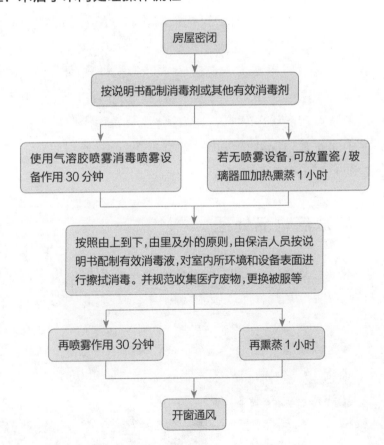

3. 物表、地面擦拭流程

（1）消毒顺序遵循"由上到下，由里到外"原则。

（2）能耐受高水平消毒剂的医疗设备，使用 1 000~2 000mg/L 含氯消毒剂对物表进行消毒擦拭；如遇血迹、体液等可见污物直接使用 2 000mg/L 含氯消毒剂进行处理；达到作用时间后，按照常规清洗、擦拭、拖扫。

（3）转运床处理：床垫拆卸竖起，放置在手术间内接受过氧化氢消毒器消毒处理，转运床物表按照手术间物表处理方法同法实施。

（4）取下回风口栅栏应用 2 000mg/L 的含氯制剂浸泡 30 分钟，清洗后备用。

4. 疑似/确诊病例产生的垃圾均按医疗废物进行管理，双层黄色垃圾袋保存，鹅颈式封扎，明确标识。

5. 联系空调站更换负压手术间排风/回风过滤网。

6. 所有物品归位放置，开启正压通风，密闭式自净 30 分钟。

7. 通知感染办进行物表和空气采样，检测结果合格方可使用。

十、清洁人员着装

进行清洁消毒的人员应进行二级防护：穿戴医用防护口罩、双层手套、工作帽、隔离衣，处理体液、血液、分泌物等污染物存在喷溅风险时或环境空间较小时，应佩戴面屏或护目镜。

十一、疫情暴发期手术麻醉科管理制度

1. 工作人员管理

（1）严格限制参加手术人员数量，禁止非当日手术人员进入。

（2）进入手术室工作人员需接受体温检测，体温≥37.3℃禁止进入。

（3）手术麻醉科内部医务人员应做到：

1）每人每日 2 次监测体温。

2）如遇体征、症状异常，立即进入观察隔离期，到指定区域休养观察。

2. 手术患者管理

（1）手术麻醉科对择期手术患者实行二次筛查，手术患者在进入手术室前接受体温检测，≥37.3℃的手术患者禁止进入。

（2）发热患者等待专家判定结果，疑似或确诊患者，取消手术，转专科医院救治。

（3）对危及患者生命的急诊手术，启动三级防护机制及应急预案，杜绝一切参观人员。

3. 环境管理

（1）加强日常通风，使用 500mg/L 含氯消毒剂对各类物体表面、地面进行消毒擦拭。

（2）消毒频率：手术间每台 / 次，内、外走廊、辅助用房等洁净区每日 4 次，生活区每日 2 次，遇明显污染随时消毒。

（3）发现疑似或确诊病例时，转出后严格终末消毒。

制度 26　手术跟台人员管理规定

各临床医技科室：

突发急性呼吸道传染病疫情期间，我院拟有序复工，手术室跟台人员属于外来人员，需进行合理管控，以避免院内交叉感染风险。经与各科室及手术室沟通，现规定如下。

1. 各临床科室应结合手术需求相对固定外来器械的品规；疫情暴

发期间尽可能减少手术跟台人员到院频次。

2. 各器械公司应固定到院跟台人员,不得随意调换。

3. 手术跟台人员需向医务处、手术室、供应室提供由所属公司出具的"手术跟台人员承诺书";确保进入我院的手术跟台人员健康状况良好。

4. 承诺书需有公司负责人、临床科室主任、医务处相关负责人签字,并加盖公司公章方可有效。

5. 承诺书自签发之日起1个月内有效;需一式三份,分别交医务处、手术室、供应室备案。

6. 手术跟台人员进入供应室、手术室当日,需先接受体温检测,合格后方可进入;未进行备案人员、体温检测不合格人员严禁入内。

7. 跟台期间应遵循我院关于手术跟台人员的管理规定,手术期间不得随意进出其他手术间,手术结束后应即刻离开手术室。

制度 27 病原学检测标本采集和转运注意事项

为进一步明确各科室病原学检测样本采样和转运的流程,特对标本采集和转运的重点事宜进行梳理,具体如下。

1. 会诊要求。病原学检测必须由"会诊专家组"会诊后启动,如未经过会诊专家评估,实验室将拒绝接受标本。各科室需要将患者病情报告当日值班专家,有任何问题,白天联系医务处(电话:××××××××),夜间联系总值班(电话:××××××××)。

2. 医嘱开具依据"会诊专家组"会诊意见,如同意,医生开具"病原学检测"医嘱,使用病毒管采集一个呼吸道标本和一管不抗凝血并在实验室检查单上备注病原体缩写及首诊医生电话。

3．病毒管领取地点白天微生物实验室,夜间急诊检验科。

4．送检单据医师提交标本的同时需要提交两份纸质版文件:"发热筛查基本信息表"和"北京市疾控系统呼吸道标本送检表"给微生物实验室(详见附件1和附件2)。

5．检测时间具体见微生物实验室工作安排,请大家严格按照时间要求运送标本。

6．转运方式取完标本后,联系后勤物流人员,用标本转运专用箱转运。注意:送检单要放在转运箱外面。

附件1
编号:_____

发热筛查基本信息表

报告医院:_____ **报告日期:**_____年__月__日

报告人员:_____ **联系电话:**_____

基本情况:

姓名:_____ 身份证号(护照号):_____

患者联系电话:_____

性别:□男 □女 出生日期:_____年__月__日

现住址:_____省_____市_____区(县)_____

工作单位:_____

发病情况:

发病日期:_____年__月__日

发热:□是,最高体温____℃; □否

咳嗽:□

咽痛:□

喘憋:□

其他:_____

发病之前 14 日之内的流行病学情况

是否去过疫源地?　　□ 是　　□ 否

来京日期:_____年__月__日

来京交通工具:□飞机　　□火车

是否在疫源地居住:□ 是　　□ 否

是否去疫源地旅行或出差:□ 是　　　□ 否

突发急性呼吸道传染病疑似或确诊病例有过密接接触?

　　　　　　　　　　　　　　　□是　□否　□不详

诊断:

肺炎(有临床表现或影像学表现):□是　□否

急性呼吸窘迫综合征:□是　□否

病原检测结果:

流感快检:□甲型　□乙型　□阴性;其他:_____

病例是否住院:

□是,入院日期_____年__月__日;□否

病例是否单间隔离:□ 是,隔离地点:发热门诊□;急诊□;

　　　　　　　其他_____

　　　　　　　□ 否,病例去向:_____

标本采集

标本类型:□鼻拭子　□咽拭子　□痰　□支气管肺泡灌洗液

　　　　　□气管清洗液　□便　□尿　□血

采集日期:_____年__月__日

北京市疾控系统呼吸道标本送检表

送检单位： 送检日期： 年 月 日
标本来源：疫情 / 监测 / 鉴定 / 其他（请注明）
检测项目：中东呼吸综合征冠状病毒 / 流感 / 乙型溶血性链球菌 / 军团菌 / 新型冠状病毒

样本编号	采样日期	采样地点	姓名	性别	年龄	标本来源					初检结果①	流感血凝效价②	流感血抑滴度②					采样对象性质（病例／密接）
						咽拭子	血清	已分离菌株	病毒培养液	其他（请注明）			甲型 H_1N_1	季节性甲型 H_1N_1	季节性甲型 H_3N_2	乙型流感病毒（BV）	乙型流感病毒（BY）	

注：①"初检结果"适用于所有病原体检测；②"流感血凝效价"和"流感血抑滴度"仅适用于流感病毒。

送样人： 收样人： 收样日期： 年 月 日

制度 28　隔离病房、综合病房血气标本采集及送检注意事项

突发急性呼吸道传染病疫情期间，由于隔离病房、综合病房各病区

收治患者的特殊性,为保证临床科室血气检测,我院拟在检验科开设24小时血气标本检测。疫情期间,院内其他科室的血气标本也可送至检验科检测。血气标本采集及送检注意事项如下。

一、 标本采集和转运过程

1. 医师穿戴防护用品采集标本,并将采集好的标本放入标本袋内密封。
2. 助手在清洁区或缓冲区使用生物安全运输盒接收标本。
3. 工勤人员在清洁区打开标本转运箱接收标本。
4. 工勤人员密封箱体,同时将已打印好的检验单交至工勤人员(注:不得将检验单放入运输盒或转运箱内)。
5. 运送标本前工勤人员立即给检验科打电话(电话:××××××××),告知有血气标本检测。
6. 打完电话后工勤人员携带标本转运箱和检验单送至检验科。
7. 检验科工作人员进行标本接收事宜。

二、 标本转运箱消毒

由专人用含氯消毒剂(2 000mg/L)擦拭标本转运箱。

制度 29   放射检查防护应急预案

为进一步做好突发急性呼吸道传染病预防与控制工作,有效降低医院内的传播风险,保障医疗质量和医疗安全,依据《突发急性呼吸道传染病防控工作方案》《突发急性呼吸道传染病环境清洁消毒措施》,制定《突发急性呼吸道传染病放射检查防护应急预案》,指导防控工作。

一、发热患者放射检查工作区

急诊 CT 为发热、疑似患者专用机房。发热、疑似患者如需 CT 检查时,先由发热门诊工作人员拨打院内电话:×××××××(急诊 CT 值班)进行预约,急诊 CT 值班人员快速疏散普通急诊患者后,告知发热门诊,患者再前往急诊 CT 室进行检查。

二、放射科工作人员防护用品及防护级别

1. 急诊 CT 诊室技术员执行二级防护,穿戴一次性工作帽、防护眼镜或面罩(防雾型)、医用防护口罩、隔离衣、一次性乳胶手套,一次性鞋套,严格执行手卫生。视接诊患者的情况适时启动三级防护。

2. 普通门诊床边技术员、普通门诊技术员、诊断医师、前台及其他工作人员穿戴一次性工作帽、一次性外科口罩、工作服、必要时戴一次性乳胶手套,严格执行手卫生。

3. 防护级别

(1) 一级防护:适用于普通门诊医务人员;穿戴一次性工作帽、一次性外科口罩、工作服、必要时戴一次性乳胶手套,严格执行手卫生。

(2) 二级防护:适用于分诊区域,具体要求同第 1 点所述。

(3) 三级防护:适用于医务人员从事与疑似或确诊患者有密切接触的诊疗活动;穿戴一次性工作帽、防护眼镜或面罩(防雾型)、医用防护口罩、防护服、一次性乳胶手套、一次性鞋套,严格执行手卫生。

三、放射科消毒措施

1. 应急 CT 检查室使用人机共存紫外线消毒设备进行适时空气消

毒;使用500mg/L的含氯消毒剂或其他符合要求的物表消毒剂进行常规物表消毒,可酌情增加物表清洁频率;根据情况可使用含氯消毒剂进行物表喷洒。

2. **放射科其他诊室** 每日进行紫外线灯空气消毒,消毒时间大于30分钟,消毒后开窗通风;进行常规物表消毒,可酌情增加物表清洁频率,根据情况可使用含氯消毒剂进行物表喷洒。

四、受检患者管理

1. 接申请单前请患者佩戴好口罩,减少与患者交谈,与患者保持尽量远的距离。

2. 急诊CT室避免患者多次询问及走动造成交叉感染,发热患者报告由医师在信息系统医师工作站查阅。

五、医疗废物管理

患者所有的废弃物应当视为感染性医疗废物,严格依照《医疗废物管理条例》和《医疗卫生机构医疗废物管理办法》管理,对检查过疑似患者或者诊治确诊患者的工作人员防护用品应做完检查后直接丢弃于医疗废物桶内,要求双层封扎、标识清楚、密闭转运。

六、培训、检查与督导

1. 放射质控员、住院总负责科内日常感染控制检查,科主任、医师组组长、技师组组长、医务处放射专干负责督导。

2. 技师组组长及医师组组长按需开展感染控制培训,传达最新感染控制安排。

制度 30 超声医学科防护应急预案

一、疫情防控工作总则

(一)诊区环境管理

1. 空气净化开窗通风,每日 2 次,每次 30 分钟。必要时可无人状态下紫外线照射 1 小时或用 500mg/L 含氯消毒剂喷雾法作用 30~60 分钟消毒。

2. 地面、地垫、洗手池 1 000mg/L 含氯消毒剂擦拭消毒,作用 30 分钟后用清水擦拭去除残留,每 6 小时 1 次,每日至少 2 次。

3. 高频接触物体表面(桌面、门把手、电话、墙上开关等)75% 酒精擦拭消毒,作用 3 分钟后用干抹布擦拭,每 6 小时 1 次,每日至少 3 次。

4. 医疗物品建议使用一次性检查床单、枕套,条件限制时床单及枕套每半天更换一次,出现破损或污染立即更换。医疗废物按照常规的医疗废物处置。垃圾桶使用 500mg/L 含氯消毒剂消毒,每日 2 次。

(二)仪器消毒

1. 超声探头患者检查前后均消毒,其中接触体表的探头可用 75% 酒精或含季铵盐类消毒液、过氧化氢擦拭消毒,腔内及介入超声所用探头可采用戊二醛或 7.5% 过氧化氢浸泡消毒。

2. 超声仪器主机外壳、显示器、控制面板、电缆等用 75% 酒精擦拭消毒,或紫外线照射整机消毒≥30 分钟,每日 1 次。

3. 床旁机应在每次床旁检查结束后进行整机消毒。75% 酒精擦拭消毒,或紫外线照射整机消毒≥30 分钟。

注意:超声仪器消毒须佩戴手套、护目镜、工作帽。仪器主机消毒前先关闭电源,避免直接使用喷雾剂型,以防消毒液进入面板缝隙或探头插孔中。

（三）针对不同级别风险患者的防控要求

1. 普通急诊患者检查前医务人员按照防护要求确认防护措施严格到位,方可为患者进行检查。应确认超声申请单,询问患者有无发热、有无疫区接触史。对于无发热、无流行病史患者,可开展正常急诊检查工作。对于无发热、有疫区接触史者,非急症患者尽量劝阻其居家隔离14天,避免不必要的接触;若为危重、急症患者,按高暴露风险加强防护,上报总值班,按疑似患者进行处理。

2. 发热患者检查前医务人员按照防护要求确认防护措施严格到位,方可为患者进行检查。应确认超声申请单,询问患者发热情况,有无疫区接触史。如不能确定有无接触史,应立即联系发热门诊或总值班,明确患者情况后方可进行下一步检查。检查结束后,立即联系急诊卫生员对诊室进行消毒,由医务人员更换床单、枕套,并进行仪器消毒。

3. 疑似患者检查前医务人员按照防护要求确认防护措施严格到位,方可为患者进行检查。应确认超声申请单,询问患者发热情况,有无疫区接触史,记录患者体温、接触史等患者信息,发现疑似患者并上报科室及总值班。疑似患者应原地等待隔离、转运。密切接触的医务人员待患者转运后,按职业暴露流程处理,脱下帽子、口罩、工作服等,放黄色垃圾袋喷洒酒精后密封处理,原地等待下一步隔离安排。患者转出后应对诊室进行清洁消毒,75%酒精擦拭消毒物体表面,2 000mg/L含氯消毒剂喷洒并擦拭消毒地面,2 000mg/L含氯消毒剂喷雾法进行诊室空气消毒,房间彻底通风。

4. 确诊患者检查前医务人员应按防护要求穿戴好防护用品,确认防护措施严格到位,方可为患者进行检查。检查结束后,作为密切接触的医务人员按职业暴露流程处理,脱下帽子、口罩、工作服等,放黄色垃圾袋喷洒酒精后密封处理,原地等待下一步隔离安排。患者转出后应对超声仪器进行擦拭消毒,更换床单、枕套,诊室进行清洁消毒,75%酒精擦拭消毒物体表面,2 000mg/L含氯消毒剂喷洒并擦拭消毒地面,

2 000mg/L 含氯消毒剂喷雾法进行诊室空气消毒,房间彻底通风。如为床旁检查,检查结束后应对床旁机进行整机消毒。

（四）区域管理分工

关于院感防控、消毒和院区安全,科室实施区域化管理,由负责人全面负责本区域疫情防控工作,各区域主管护士和医师组长协助负责人积极开展工作。

本部门诊院区负责人:×××;急诊区域:×××;北区区域:×××;西区区域:×××。

（五）医护工作人员的个人防护

1．在普通门诊、病房,在从事一般性诊疗活动时要求采取一级防护,穿戴一次性工作帽、医用外科口罩和工作服,接触体液或血液时戴一次性乳胶手套。

科室为工作人员配备护目镜,工作中佩戴并且注意更换一次性手套。口罩、帽子、手套用后放入医用垃圾;护目镜使用后消毒。

值班人员出床旁、术中检查时提前电话与临床医师做好沟通,了解是否需要加强防护措施。

2．各区域领取防护品方式

（1）本部三楼门诊区域:每日上班时在服务台领取口罩并签字,服务台领取帽子及护目镜。护目镜使用后放入服务台门口窗台上的黄色消毒液桶中,由消毒人员进行统一消毒晾晒。

（2）急诊区域:急诊服务台分配 N95 口罩、外科口罩、帽子及护目镜等物资。护目镜使用后当班医生应对其使用 75% 酒精消毒或 500mg/L 含氯消毒剂消毒,交接给下个岗位医生使用,N95 口罩每岗一个,记录数目情况。

（3）国际部:在国疗门诊一楼护士站领取口罩、帽子,护目镜由本科室自己提供,使用后自行消毒或拿回本部统一消毒即可。

（4）北区:所有医用物资均由本部 ××× 老师平台申请,如帽子、口罩等。物资统一放置库房存放,日间由导诊人员协助签字领取使用,夜班由当值医师签字领取使用，护目镜使用后用75%酒精消毒或500mg/L含氯消毒剂消毒。

（5）西区：所有医用物资均由本部×××老师通过平台申请，如帽子、口罩等。物资统一放置检查室柜子存放，当值医师签字领取使用，护目镜使用后用75%酒精消毒或500mg/L含氯消毒剂消毒。

二、超声医学科各诊区患者院感防控和安全细则

（一）预检分诊

加强体温监测，做好手卫生。各诊区设置专人负责测定额温，所有进入诊区人员均应测温正常后方可进入诊区。体温枪应注意酒精擦拭消毒。

1. 国际部、急诊、北区、西区均由各区域医院统一安排的人员进行体温检测。

2. 超声医学科普通门诊区域（门诊三层超声）只留一个出入口，设置专人负责测定额温，所有进入诊区人员均应测温正常（<37.3℃）后方可进入诊区。

3. 所有进入诊区人员均进行手消（门诊手消液放置在刷号机旁，由工作人员提示监督执行）。

（二）安全分区设置管理

1. 本部三楼超声科

（1）实行一、二级候诊严格分区管理，门诊三层超声大门外走廊为一级候诊区，大门内为二级候诊区，患者家属不进入诊区。原则上只允许患者本人进入门诊三层超声门诊（即二级候诊区）。行动障碍患者"一患一陪"进入二级候诊区，特殊情况由护士酌情处理。二级候诊的患者，没到号，不能进入诊室，人与人之间保持1m间隔距离候诊，避免过多人员进入诊室。

（2）门诊三层超声入口处体温监测，如体温≥37.3℃或病史有异常，服务台立即上报科室防控组成员（×××），防控组人员上报院感办（电话：×××××××）及医务处（电话：×××××××）。

（3）换区注意事项：①清洁区，包括办公室、教学室、仓库、洗浴室为清洁区。②污染区，包括候诊大厅、检查诊室。③半污染区，包括服务台、走廊，工作服更换区（办公室大门外墙面挂钩处）。工作人员请将工作服统一放置在工作服更换区，勿带入清洁区；需要换洗的清洁白衣放置办公室门外的箱子中，每周一及周四由清洗人员回收。

2. 急诊区域、国际医疗部、北区、西区按照医院统一安排。

（三）各区域消毒工作安排（包括地面、仪器、普通物品表面清洁消毒，通风）

1. 本部三楼超声科区域，消毒并记录。

（1）值班医师负责，诊前及诊后开窗通风（医辅人员辅助每日当时开窗通风）。

（2）地面、水池：后勤打扫卫生人员（后勤打扫人员电话：××××××××）。

（3）桌面、电话、门把手：医辅消毒人员（主要负责人：××× 护士）。

（4）超声仪器：医辅人员（诊前诊后对设备进行擦拭消毒）

2. 急诊区域急诊保洁人员，可联系急诊服务台（电话 ××××××××），请急诊当值医师进行监督消毒工作。

3. 国际医疗部国际部保洁人员，可联系各层服务台护士（一层服务台电话：××××××××），岗位结束后国际保洁员对诊室统一消毒工作。

4. 北区

（1）值班医师负责，诊前及诊后开窗通风（医辅人员辅助每日开窗通风）。

（2）桌面、电话、门把手：医辅人员，无医辅时由当班医师负责。

（3）超声仪器：医辅人员（诊前诊后对设备进行擦拭消毒），无医辅人员时由当班医师负责对超声设备进行擦拭消毒。夜班值班医师床旁检查后及时对超声设备进行擦拭消毒。

（4）地面、水池：北区保洁人员，北区保洁员中午对诊室统一消毒（保洁主管电话：××××××××）。

5．西区联系2层服务台护士，岗位结束后，西区保洁员对诊室统一消毒。

（四）国际部院感防控细则

1．医务人员佩戴一次性工作帽，护目镜，医用外科口罩，污染或潮湿时随时更换，执行手卫生（七步洗手法），必要时戴一次性乳胶手套，每位患者检查之后需更换手套。

2．受检者须佩戴口罩，对未佩戴口罩人员及时发放口罩，就诊前需进行手消毒。

3．严格执行一医一患一诊室，如患者行动不便确需陪同，需询问陪同人员是否有发热及疫区接触史，陪同人员必须佩戴口罩、完成手消毒后进入诊室。完成协助后退出诊室或与诊床保持1m以上距离。

4．鉴于目前突发急性呼吸道传染病全球流行扩散的趋势，对于来就诊的外籍患者应再次询问体温情况及接触史，如为发热患者应立即联系发热门诊及总值班（电话：××××××××），明确患者情况后方可进行下一步检查。如为疑似患者记录患者体温、接触史等患者信息，并上报国际部及总值班。疑似患者应原地等待隔离、转运。密切接触的医务人员待患者转运后，按职业暴露流程处理，脱下帽子、口罩、工作服等，放黄色垃圾袋喷洒酒精后密封处理，原地等待下一步隔离安排。患者转出后应对诊室进行清洁消毒，75%酒精擦拭消毒物体表面，2 000mg/L含氯消毒剂喷洒并擦拭消毒地面，2 000mg/L含氯消毒剂喷雾法进行诊室空气消毒，房间彻底通风。

普通患者进入诊室前必须佩戴口罩，进行手消毒。如需翻译陪同，陪同人员必须佩戴口罩、完成手消毒后进入诊室，并与诊床保持1m以上距离。

（五）西区院感防控细则

1．超声人员防护

（1）医务人员：佩戴一次性工作帽，护目镜，医用外科口罩，污染或潮湿时随时更换，执行手卫生（七步洗手法），必要时戴一次性乳胶手套。

（2）受检者：须佩戴口罩。

（3）严格执行一医一患一诊室，如患者行动不便确需陪同，需询问陪同人员是否有发热及疫区接触史，陪同人员必须佩戴口罩、完成手消毒后进入诊室。完成协助后退出诊室或与诊床保持 1m 以上距离。

2. 针对不同级别风险患者的防控要求 检查前医务人员按照防护要求确认防护措施严格到位，方可为患者进行检查。应确认超声申请单，除确诊患者外均应询问患者有无发热及疫区接触史。

（1）普通患者：对于无发热、无流行病史患者，可开展正常检查工作。对于无发热、有疫区接触史者，非急症患者尽量劝阻其居家隔离 14天，避免不必要的接触；若为危重、急症患者，按高暴露风险加强防护，上报总值班，按疑似患者进行处理。

（2）发热患者：如不能确定有无接触史，应立即联系西区门诊办及总值班（电话：×××××××），明确患者情况后方可进行下一步检查。检查结束后，立即联系西区相关人员对诊室进行消毒并进行仪器消毒。

（3）疑似患者：记录患者体温、接触史等患者信息，发现疑似患者并上报西区门诊办及总值班（电话：×××××××）。疑似患者应原地等待隔离、转运。密切接触的医务人员待患者转运后，按职业暴露流程处理，脱下帽子、口罩、工作服等，放黄色垃圾袋喷洒酒精后密封处理，原地等待下一步隔离安排。患者转出后应对诊室进行清洁消毒，75%酒精擦拭消毒物体表面，2 000mg/L 含氯消毒剂喷洒并擦拭消毒地面，2 000mg/L 含氯消毒剂喷雾法进行诊室空气消毒，房间彻底通风。

（4）确诊患者：检查前医务人员应严格按防护要求穿戴好防护用品，确认防护措施严格到位，方可为患者进行检查。检查结束后，作为密切接触的医务人员按职业暴露流程处理，脱下帽子、口罩、工作服等，放黄色垃圾袋喷洒酒精后密封处理，原地等待下一步隔离安排。患者转出后应对超声仪器进行擦拭消毒，更换床单、枕套，诊室进行清洁消毒，75% 酒精擦拭消毒物体表面，2 000mg/L 含氯消毒剂喷洒并擦拭消毒地面，2 000mg/L 含氯消毒剂喷雾法进行诊室空气消毒，房间彻底通风。

如为床旁检查,检查结束后应对床旁机进行整机消毒。

三、物资调配及管理

负责人:×××;成员:×××(本部),×××(北区),×××(急诊),×××(西区)。

1. 医疗物资仅限在单位岗位上使用,切勿他用。

2. 手消、酒精等开启后瓶身填写失效期,用完的口罩统一扔至黄色医用垃圾桶。

四、暴露应急预案管理

(一) 总原则

突发急性呼吸道传染病暴露(疑似暴露),立即启动应急预案。暴露人员由备岗人员替换,临时自我隔离。未及时消毒的诊室及仪器暂停使用。在院感指导下,对可疑污染物及污染区进行消毒处理,包括通风、酒精擦拭、酒精喷雾、紫外线灯照射等措施。消毒期间,门诊使用备用诊室及仪器,消毒结束后诊室及仪器即刻恢复使用。科室员工出现发热后及时就诊;科室人员发热立刻汇报,需就诊时至本院发热门诊。

(二) 各区域应急预案

1. 本部三楼服务台立即上报科室防控组成员(科室主任×××),防控组人员上报院感办、医务处、发热门诊。

2. 急诊区域立即上报科主任、总值班(电话:×××××××××)及院感办(电话:×××××××××)。患者及医务人员原地等待转运、隔离安排。待患者转运后,医务人员脱下帽子、口罩、工作服等,单独放入黄色垃圾袋,喷洒酒精后密封处理。医务人员等待医院隔离安排。患者及医务人员转出后,急诊诊室立即封闭,通知急诊卫生员对诊室环境进行消毒。由科室安排人员对机器进行整机消毒。急诊值班人员及临时急诊值班地点由科室统一协调,并告知急诊护士站急诊值班变更事项。

3．国际医疗部立即上报国际部防控组成员(×××),防控组人员上报院感办(电话:×××××××)、医务处(电话:×××××××)、发热门诊(电话:×××××××)。

4．北区当班医师立即上报科室防控组成员(科室主任×××)、超声科北区联系人(×××)及北区总值班(电话:×××××××),超声科防控组人员及超声科北区联系人上报院感办、医务处。

5．西区开诊后遵照西区应急安排。

制度 31　血液净化中心防护应急预案

一、血液净化和连续肾脏替代治疗工作人员防护标准

经医院防治突发急性呼吸道传染病领导小组和工作小组讨论决定,将血液净化中心和连续肾脏替代治疗(continuous renal replacement therapy,CRRT)工作人员的防护标准升级为突发急性呼吸道传染病隔离病区防护标准,血液净化中心和 CRRT 所有工作人员应严格按照隔离病区标准进行防护。血液净化中心护士长每日按照工作人员数领取防护装备。

二、血液透析和连续肾脏替代治疗患者及其家属的防护要求

严格要求接受血液透析和 CRRT 治疗的患者及其家属全程配戴符

合医用标准的口罩。对于口罩达不到要求且自身无法解决的患者及其家属由医院配发。由血液净化中心护士长向医院领取，并做好使用登记。

三、发热患者的处理

血液净化中心对患者测量两次体温，分别为治疗前和治疗过程中。对发热患者的处理流程如下。

1. 血液透析前出现发热（体温≥37.3℃）、或咳嗽等症状的患者，均不能进入血液净化中心透析治疗，须到医院发热门诊进行排查，进行血常规、胸部 CT 等检查，排除突发急性呼吸道传染病的患者观察 1 周后若无异常情况方可进入血液净化中心透析治疗，观察期间进行 CRRT 治疗。

2. 血液透析过程中出现发热的患者，应立即停止血液透析治疗，在本班次全部血液透析结束后，血液净化中心须完成终末消毒才能继续进行下一班次患者透析治疗。因发热停止血液透析的患者须到医院发热门诊进行排查，进行血常规、胸部 CT 等检查，排除了新型冠状病毒肺炎的患者观察 1 周后若无异常情况方可进入血液净化中心透析治疗，观察期间进行 CRRT 治疗。

3. CRRT 治疗的患者，若治疗前出现发热、或咳嗽等症状，应进行血常规、胸部 CT 等检查，符合疑似患者标准的应请专家会诊；CRRT 治疗过程中出现发热的患者，停止 CRRT 治疗，进行血常规、胸部 CT 等检查，符合疑似患者标准的应请专家会诊。经上述排查无特殊情况者，方可继续行 CRRT 治疗。

4. 血液净化中心应告知患者，离开医院后出现发热或呼吸道症状，应及时到就近医院的发热门诊就诊；如为疑似或确诊病例应及时通知我院血液净化中心，联系电话：×××××××××。

四、疑似/确诊患者的处理

一旦出现疑似/确诊患者,医院启动应急预案。

1. 疑似患者在我院隔离病房等待采样和确诊;确诊患者照要求转至北京市定点医院治疗。若病情需要,疑似或确诊患者在隔离病房可继续进行 CRRT。

2. 科室启动应急预案

(1)在辖区疾病控制中心的指导下,确定密切接触人员。

1)密接医务人员:在朝阳区集中医学观察点进行医学观察,或依据上级行政部门的其他安排。

2)密接患者:在我院隔离病房住院,行 CRRT 治疗,隔离观察时间须超过 14 天,或依据上级行政部门的安排。

3)密接家属:在本区集中医学观察点进行医学观察,或依据上级行政部门的其他安排。

(2)在辖区 CDC 的指导下,确定需要进行医学监测人员。

1)需医学监测的医务人员:不进行患者的直接护理工作,可从事医疗辅助工作,可在医院统一住宿点自愿住宿,也可在家住宿,监测期间出现发热或呼吸道症状者,在发热门诊就诊。

2)需医学监测的患者:在家进行医学监测,肾病科和医务处、疾控处追踪观察 14 天,所有需医学监测的透析患者统一安排在血液净化中心每日的最后、单独班次、每名患者间隔距离 2m 以上透析,直至观察期 14 天结束,其间出现发热或呼吸道症状到发热门诊就诊。

3)需医学监测的家属:在家进行医学监测,出现发热或呼吸道症状到发热门诊就诊。

(3)血液净化中心管理:血液净化中心进行终末消毒,且暂时不再接收新的血液净化患者,直至血液净化中心最后一名突发急性呼吸道传染病病例确诊之日起 14 天后才能接收新的患者。血液净化中心的医学监测患者不能进入大医疗区域,如有紧急情况需要处理,需告知相应科室并提高相应的防护级别。

五、做好信息登记管理

为应对突发疑似／确诊病例，要求血液净化中心按班次对血液净化患者及家属信息进行登记，以便辖区 CDC 追踪调查。

一旦院感办启动密接人员筛查，血液净化中心医务人员可（通过扫描二维码）进行信息填报。

制度 32　实验室生物安全应急预案

实验室采用分子扩增检测样本时，若防护不到位，存在生物安全隐患。现将出现紧急情况的应急处理方案列出，供实验室执行。

一、自然灾害（房屋倒塌、水灾、火灾）时的应急处理

1. 根据实验室被破坏的程度进行处理，设立适当范围的封锁区，适当范围的消毒，边消毒边清理，专业人员在做好个人防护的前提下，对实验室边消毒边清理，如果菌（毒）种的容器没有破坏，可转移到安全的实验室存放。

2. 如果容器已有破坏和外溢，立即进行彻底消毒，现场人员要进行适当的医学观察。

3. 水漫后，应立即停止工作并转移菌（毒）种和相关资料，立即进

行彻底消毒,仪器设备消毒转移并做有关防水处理。

4. 发生火灾应首先考虑实验室人员安全撤离,力所能及地控制火情,消防人员不得进入实验室,不得用水灭火。由消防部门控制火情,使其不会殃及其他建筑。

二、高致病性病原微生物暴露时的应急处理

1. **标本外溢在台面、地面和其他表面处理的一般原则**

(1) 戴手套,穿防护服,戴护目镜及 N95 口罩。

(2) 用布或纸巾覆盖并吸收溢出物。

(3) 向纸巾上倾倒适当的消毒剂(5 500mg/L 的含氯消毒液),并立即覆盖周围区域。

(4) 使用消毒剂时,从溢出区域的外围开始,向中心进行处理。

(5) 作用适当时间后(例如 30 分钟),将所处理物质清理掉。如果含有碎玻璃或其他锐器,则要使用簸箕或硬的厚纸片来收集处理过的物品,并将它们置于可防刺透的容器中以待处理。

(6) 对溢出区域再次清洁并消毒[如有必要,重复第(2)~(5)步]。

(7) 将污染材料置于防漏、防穿透的废弃物处理容器中。

(8) 在成功消毒后,通知主管部门目前溢出区域的清除污染工作已完成。

2. **在安全柜内的洒溢**

(1) 如果在生物安全柜台面有消毒巾且洒溢量少,按上述办法消毒后可继续工作。

(2) 如果在安全柜内洒溢量比较大,应视为有一定危险并及时处理。应立即停止工作,在风机工作状态下,按"一、自然灾害"项下"1."进行台面消毒,然后将安全柜内全部物品移出,打开台面钢板,往下层槽中加入消毒液使整个收集槽被消毒液覆盖,消毒处理 30 分钟后使用带有高效空气过滤器(high efficiency particulate air filter,HEPA)的抽滤装置

将液体吸出,或打开收集槽下面的放水阀门,将消毒液缓慢放出收集到一个容器中。将收集槽四壁及面板擦拭干净后,再用清水擦洗干净,盖好台面钢板。若可能,进行紫外线照射消毒。视情况用甲醛熏蒸消毒。

（3）防护服被污染或破裂,应被视为危险,应立即就近进行局部消毒。然后,对手进行消毒,到缓冲区按操作规程脱掉被污染的防护服,并对其用消毒液浸泡后进行高压灭菌处理。换上备用防护服后,对现场可能污染的表面进行擦拭消毒,对可能污染的实验室空气应进行通风和紫外线消毒。

（4）皮肤黏膜被污染:实验操作过程中如果发生高致病性病原微生物的皮肤黏膜被菌（毒）种污染,视为有较大危险,应立即停止工作。能用消毒液消毒的皮肤部位可进行消毒,然后用清水或生理盐水冲洗15~20分钟。之后立即撤离,视情况早先隔离观察,其间根据条件进行适当的预防治疗。对污染的环境表面和空气应由有经验的人在加强个人防护（如戴上面具和特殊的呼吸道保护装备）下按规定处理。

（5）皮肤刺伤（破损）:在操作感染性物质过程中,若发生皮肤损伤则应视为有极大危险。应立即停止工作,对局部进行可靠消毒。如果手部损伤脱去手套（避免再污染）,由另一位工作者戴上洁净手套按规定操作程序对伤口进行消毒处理,用水冲洗15分钟左右（冲洗废水收集后进行灭菌处理）后,按规程撤离实验室。视情况隔离观察,其间应根据条件进行适当的预防治疗。

3. 离心管发生破裂

（1）非封闭离心桶的离心机内盛有潜在感染性物质的离心管发生破裂这种情况被视为发生气溶胶暴露事故,应立即加强个人防护力度,其处理原则如下。

1）如果机器正在运行时发生破裂或怀疑发生破裂,应关闭机器电源,停止后密闭离心筒至少30分钟,使气溶胶沉积。

2）如果机器停止后发现破裂,应立即将盖子盖上,并密闭至少30分钟。发生这两种情况都应报告实验室负责人。随后的所有操作都应加强个人呼吸保护并戴结实的手套（如厚橡胶手套），必要时可在外面戴上适当的一次性手套。当清理玻璃碎片时应当用镊子，或用镊子夹着的棉花来进行。所有破碎的离心管、玻璃碎片、离心桶、十字轴和转子都应放在无腐蚀性的、已知对相关微生物具有杀灭活性的消毒剂内。未破损的带盖离心管应放在另一个有消毒剂的容器中，然后回收。离心机内腔应用适当浓度的同种消毒剂反复擦拭，然后用水冲洗并干燥。理时所使用的全部材料都应按感染性废物处理。

（2）在可封闭的离心桶（安全杯）内离心管发生破裂，所有密封离心桶都应在生物安全柜内装卸。如果怀疑在安全杯内发生破损，应该松开安全杯盖子并将离心桶高压灭菌。不可以采用化学方法消毒安全杯。

发现相关症状，若操作者所在实验室的工作人员出现与被操作病原微生物导致疾病类似的症状，则应被视为可能发生实验室感染，应根据病原微生物的特点进行就地隔离或到指定医院就诊，并如实主诉工作性质和发病情况。在就诊过程中，应采取必要的隔离防护措施，以免疾病传播。

任何紧急情况发生时，应稳定情绪谨慎应对、及时上报。

制度 33　发热孕产妇救治预案

根据上级相关文件精神，为切实做好突发急性呼吸道传染病疫情防控，确保母婴安全，结合我院实际情况，特制定本预案。

一、组织架构

1. 成立院级妊娠合并突发急性呼吸道传染病领导小组

组长:×××

成员:×××

2. 成立院级妊娠合并突发急性呼吸道传染病工作小组

组长:×××

副组长:×××

成员:×××

二、我院收治发热孕产妇范围

1. 本院建档的发热孕产妇。

2. 辖区内对口支援单位转诊的发热孕产妇。

3. 区级产科质量办公室协调的其他情况。

三、我院收治发热孕产妇流程

(一)发热孕产妇及疑似孕产妇

孕产妇如有发热(体温≥37.3℃)或疑似病例特征(有流行病学史及乏力、干咳等症状),由急诊分诊台指引到发热门诊就诊。发热门诊对孕产妇进行排查,并进行病原体检测(按照国家发布的诊疗方案相关要求)。

发热孕产妇等待病原学检测结果期间,在隔离病房进行隔离观察,同时请产科医师会诊,隔离产检,确保孕产妇安全,并上报院级妊娠合并突发急性呼吸道传染病工作小组,联系人医务处×××(电话:×××××××××),医务处报区级产科质量管理办公室。

两次病原学测定结果均为阴性的发热孕产妇,应解除隔离,在普通门诊建档的收治到产科隔离单间病房,在国际部建档的收治到国际部单间病房。发热孕产妇全程必须由医务人员护送进行无缝对接,确保安全。

疑似病例按医院疑似筛查流程处理,在发热门诊进行隔离筛查。

（二）确诊孕产妇患者

发热孕产妇一经确诊为突发急性呼吸道传染病感染,应由医务处立即上报区产科质量管理办公室。并根据孕产妇情况,按以下流程处理:

（1）未临产孕妇,依据市级文件要求,转入市级定点医院治疗。

（2）已临产或者有产科急症的孕妇,收治到手术室负压手术间,按照院感要求做好转运途中的隔离防护措施。分娩方式根据产科指征及患者病情决定,按照院感管理要求进行彻底消毒。分娩后,母婴均转至市级定点医院收治。

（三）急诊接诊临产孕妇

已临产或者有产科急症来不及排查的发热孕妇直接收治到手术室负压手术间。分娩后产妇转回隔离病房观察,新生儿转儿科单间病房。确诊病例,产妇及新生儿均转至市级定点医院收治。

四、信息报送

对于发现的发热、疑似及确诊患者,接诊医师均需填写"区级发热孕产妇上报信息统计表",上报至医务处,医务处上报至区产科质量管理办公室（电话×××）。产科应做好结局追访,将追访结果报备区产科质量管理办公室,尤其是疑似及确诊患者,必须及时完成结局追访。

制度34 耳鼻喉科门急诊喉梗阻 紧急气管切开处理流程

目前突发急性呼吸道传染病疫情形势严峻,对患者诊断和治疗的认识也在不断深入中。部分突发急性呼吸道传染病感染者和轻症携带者,难以早期识别和确认。个别急诊气道梗阻的患者可能需要紧急气管切开以挽救患者生命,而来不及进行详细筛查。为避免院内交叉感染,现制定突发性呼吸道传染病疫情时期耳鼻喉科门急诊喉梗阻紧急气管切开的处理流程,要求如下。

1. 紧急气管切开可同时进行病原学咽拭子采样,且需在独立空间进行。

2. 术者需做好三级防护措施。穿戴一次性工作帽、医用防护口罩(外加一次性医用外科口罩外戴)或全面型呼吸防护器/正压式头套、防护服(外加套一次性防渗透隔离衣)、一次性乳胶手套、视情况使用医用防水靴或一次性防水鞋套。

3. 病原学检测标本送检应遵守我院《接诊疑似患者后的标本采集和转运流程》。

4. 尽量在气管切开术前完善相关检查(血常规、心电图、胸部CT等)。若时间紧迫,也务必在气管切开术后完善相关检查,结合患者流行病学史及临床表现综合判断是否为疑似病例,必要时经医务处启动专家组会诊,视具体情况决定患者去向。

(1)若为疑似病例,由术者将患者送至隔离病房等待病原学检测结果。

(2)若排除疑似病例,由术者将患者送至综合病房等待病原学检测结果。

两种情况下均应在患者所处病区留下术者及耳鼻喉科夜间值班医师联系方式,以备突发事件的处理;耳鼻喉科夜间值班医师接班后应到患者所处病区现场熟悉流程。

5. 在隔离病房等待的患者,按疑似患者的筛查流程进行。在综合病房等待的患者,若核酸检测结果为阴性,术者需将患者及时收入耳鼻喉科病房;若结果为阳性,应启动患者转诊流程。

6. 联系电话耳鼻喉科门诊分诊台:×××;耳鼻喉科病房护士站:×××;综合病房护士站:×××。

特此通知。

耳鼻喉科门急诊喉梗阻紧急气管切开处理流程

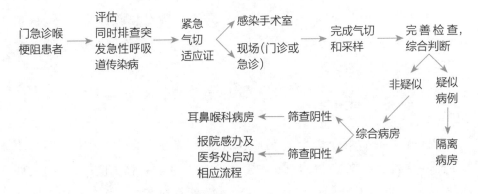

制度 35 连续性肾脏替代治疗诊治流程

一、接诊

对于所有紧急连续性肾脏替代治疗（CRRT）患者均须测量体温，询问 2 周内有无相关流行病学史，加强对所治疗的患者和家属的健康教育及疫情筛查。对疑似患者，必须经呼吸中心会诊并立即上报科主任、护士长、医务处、疾控处，启动医院上报、会诊流程，做好防护。

二、治疗

1. 对于需要行紧急 CRRT 治疗的疑似或确诊患者（同时由医务处启动转诊程序），安排在隔离病房内进行。CRRT 治疗时间内仅保留必要的仪器、器械、物品，精简参加治疗人员。

2．工作人员防护要求

（1）对于疑似或确诊患者,医护人员必须按患者所在病区相关规定防护,正确佩戴医用防护装置:护目镜、医用防护口罩,穿一次性防护服及戴无菌手套等,穿脱程序参照院感规定。

（2）对于普通患者,须正确佩戴医用防护装置:护目镜、医用防护口罩、手套,穿防护罩衣。

（3）CRRT治疗过程中,血液净化护士随时与患者所在病区值班医生及肾病科CRRT值班医生保持联络,调整治疗参数;严重病情变化时,立即呼叫患者所在科室医护人员及CRRT值班医师进行抢救,同时回输体外循环血液。

3．所有CRRT治疗均采用一次性治疗器械、辅料、耗材;对于疑似及确诊患者,治疗结束后按各病区相关规定进行消毒剂喷洒,医疗垃圾按各病区规定做好"警示标签",单独放置,由指定人员定时回收处理。

4．CRRT治疗仪器消毒普通患者使用含氯消毒湿巾/纸巾消毒或75%酒精纱布块擦拭;疑似或确诊患者,CRRT机器专人专用,全部治疗结束后完全终末消毒。

（紧急床旁CRRT会诊电话:××××××××）

制度36　急诊介入穿刺治疗流程

为降低疫情播散的风险,对普外科急诊的急腹症（主要是急性胆囊炎、急性胆管炎、急性阑尾炎、肝脓肿等）、胸外科（气胸、脓胸、血胸等）、泌尿外科（肾脓肿等）及其他专科少数急性疾病进行介入穿刺引流（超声或CT引导下）管理。

1．对急诊需要行介入穿刺治疗的患者,尽量在介入穿刺前完善相关检查(血常规、胸部 CT 等)。

2．如为疑似病例，及时上报给急诊科三线，并提交专家组会诊；并将疑似患者及时转至隔离病房，联系超声科在隔离病房内行穿刺治疗。相关医护人员应做好二级防护措施：穿戴一次性工作帽、防护面屏／防护眼镜(防雾型)、医用防护口罩、防护服、一次性乳胶手套。穿刺后及时取咽拭子标本送检，在隔离病房等待病原学检测结果，各专科医师需提出相关治疗意见；穿刺术者及相应科室负责医师留下联系方式，以备突发事件的处理。若结果为阴性，相应科室应及时将患者转入病房继续治疗；若结果为阳性，由医务处启动患者转诊流程。

3．非疑似患者，则按照穿刺排班情况(见附件)请相应人员会诊，及时到指定的相应穿刺地点行介入穿刺治疗，由相应科室值班医师收入病房。

介入穿刺相关科室联系电话：

超声科　　　　　　　　×××，电话 ××××××××

超声介入科　　　　　　×××，电话 ××××××××

放射科血管造影室　×××，电话 ××××××××

隔离病房：　　　　　　×××，电话 ××××××××

附件　超声科、超声介入科及放射科血管造影室排班表

日期	值班科室
2 月 10 日—2 月 16 日	放射科血管造影室
2 月 17 日—2 月 23 日	超声科
2 月 24 日—3 月 1 日	超声介入科
3 月 2 日—3 月 8 日	放射科血管造影室
3 月 9 日—3 月 15 日	超声科
3 月 16 日—3 月 22 日	超声介入科
3 月 23 日—3 月 29 日	放射科血管造影室

日期	值班科室
3月30日—4月5日	超声科
4月6日—4月12日	超声介入科
4月13日—4月19日	放射科血管造影室
4月20日—4月26日	超声科
4月27日—5月3日	超声介入科

制度37 消化科急诊内镜流程

目前突发急性呼吸道传染病疫情形势严峻,部分疑似感染者难以早期识别和确认。如合并出现消化道大出血(可能危及生命)急诊患者,不能及时进行筛查,为避免院内交叉感染,现制定疫情时期消化科急诊内镜治疗处理流程。

1. 原则上完善血生化、心电图、胸腹部 CT 检查。

2. 治疗地点为急诊抢救室复苏室,如需手术室治疗需在负压条件手术室进行。

3. 急诊科或手术室为术者提供三级防护措施,穿戴一次性工作帽、医用防护口罩(外加一次性医用外科口罩外戴)或全面型呼吸防护器 / 正压式头套、防护服(外加套一次性防渗透隔离衣)、一次性乳胶手套,视情况使用医用防水靴或一次性防水鞋套。

4. **视具体情况决定治疗后患者去向**

(1) 若为疑似病例,由急诊科医务人员将患者送至隔离病房启动病原学检测流程。

(2) 若排除疑似病例,由急诊科医务人员专人将患者送至综合病房或留急诊继续治疗。

5. 联系电话

值班三线：×××××××

制度 38 急性冠脉综合征诊治流程

为了在疫情期间更加规范、有效地救治急性冠脉综合征患者，依据疫情期间国内专家建议和共识，制定适合我院的工作流程和实施细则。

一、预检分诊

所有进入急诊、门诊的患者，均先测量体温及进行流行病学调查，决定患者进入发热门诊或急诊抢救室。如为疑似病例则收入隔离病房（电话：×××××××），由心脏科与呼吸科负责治疗。排除疑似病例执行常规胸痛中心流程，联系心脏科院总或值班三线（电话：×××××××）收入单间冠心病监护病房（CCU）。

二、如果疑似患者生命体征不稳定，送往急诊隔离病房，由急诊科与心脏科治疗，并逐级上报。如果为急性冠脉综合征，则在心脏科导管室手术间进行紧急经皮冠状动脉介入（PCI）治疗。

三、ST 段抬高急心肌梗死救治流程

1. 排除疑似患者，明确诊断为 ST 段抬高急心肌梗死（STEMI）的患者按照胸痛中心的常规流程进行救治。

2. 疑似 / 确诊 STEMI 患者，若发病在 12 小时之内，原则上首选在我院溶栓治疗。溶栓地点在隔离病房。溶栓成功后由医务处启动转诊至定点医院进行后续治疗。

3. 疑似 / 确诊的新型冠状病毒肺炎患者如溶栓失败或有禁忌证、

发病时间超过 12 小时但仍有胸痛症状或者血流动力学不稳定的患者，患者与家属均同意手术，则进行急诊 PCI。

4. 确诊/疑似患者合并非 ST 段抬高急性冠脉综合征(NSTE-ACS)的处理流程：对于所有确诊为 NSTE-ACS 患者，在疫情期间，原则上以药物治疗为主。如果是缺血极高危且不具备出血高危风险，疑似的预期患者愿意接受急诊 PCI 治疗的风险，术后进入隔离病房。术后如果确诊为突发急性呼吸道传染病，则由医务处启动转诊至定点医院进行后续治疗；排除者转入 CCU 进行后续治疗。

制度 39　护理人员管理制度

1. 根据医院医疗运转情况配备护理人员。遵照"按岗配置、动态调整、弹性排班"的原则，提高护理人力资源效率，保证疫情期间的医疗护理安全。

2. 护士长须使用应用软件系统进行排班，应做到"提前发布、按需调整、及时更新"，以方便护士了解班次情况以及护理单元的班次统计，提高全院护理人力资源效率。

3. 护士班次状态可分为：责任班、机动班、夜班等；医疗队、待班等；教学假、病假、补休等。

4. 因工作需要出现护理人员跨科工作时，调入护理单元护士长应及时准确地向护理部人力资源岗发送人员调整信息。调入、调出护理单元护士长均应做好人员调整记录。

5. 疫情期间护士长应及时向护士传达医院、护理部需要护士知晓的信息与相关工作要求。

6. 护士长应按照护理部要求组织突发急性呼吸道传染病相关知识

的培训。加强在岗工作护理人员个人防护与消毒隔离能力的提升,开展护理质量与安全评价,持续工作改进,保障安全。

7．护士长负责每日监测所辖区域全体医护、辅助人员的体温及呼吸道症状情况,对体温≥37.3℃的人员须及时引导到发热门诊就诊。

8．对因个人原因离京,且在疫情期间无法返院工作或由于护理单元暂时关闭而"待班"的护理人员,护士长应每日收集其体温及呼吸道症状信息,对有发热及呼吸道症状人员要求就近发热门诊就诊。

9．落实对有以下情况之一者居家隔离14天的规定:①外地返京;②接触过疫区返京人员;③接触过确诊病例或疑似病例;④接触过聚集发病人群;⑤近期有体温≥37.3℃的情况人员;⑥上级主管部门要求需要居家隔离的其他情况。

10．应用疫情查询助手确定复工人员既往14天在京,保障安全。

制度40 护理辅助人员管理制度

1．护理辅助人员包括在护理单元区域工作的助理护士、护理员、导诊员等。

2．护士长应加强对辅助人员的管理,重视对新入院辅助人员到岗时的审核,准确考勤、防护情况及工作能力评价。

3．护士长应审核派遣公司与新上岗或返岗工作护理辅助人员签署的"突发急性呼吸道传染病筛查告知书",以及相关的流行病学调查和派遣公司对我院的承诺书,确保没有疑似或罹患突发急性呼吸道传染病的护理辅助人员进入医院。

4．护理单元应组织对护理辅助人员个人防护能力、消毒隔离技术的培训,并监督执行情况。

5．疫情期间始终在护理单元工作的辅助人员，护士长应每日监测体温及呼吸道症状，体温≥37.3℃的人员应及时引导到发热门诊就诊。

6．返京护理辅助人员需经居家隔离14天后才能上岗。护士长应督促其居家隔离，监测护理辅助人员突发急性呼吸道传染病相关的异常状况。

7．应用疫情查询助手确定复工人员既往14天在京，保障安全。

制度41　护理辅助人员岗前筛查承诺书

鉴于当前发生的突发急性呼吸道传染病的疫情，为了防止疫情进一步扩散，最大限度地保障患者、家属、医务人员安全，我公司已要求护理辅助人员如实填报"护理辅助人员筛查标准清单"。并承诺公司和个人如隐瞒事实，造成疫情扩散情况发生，依据相关法律规定，承担相应的法律责任。

护理辅助人员姓名：＿＿＿＿＿＿　　身份证号：＿＿＿＿＿＿＿＿＿＿＿＿

护理辅助人员筛查清单

问题	是（打√）	否（打√）
1．本人及家属近2周是否有京外旅行史或居住史		
2．本人及家属近2周是否接触过发热或有呼吸道症状的患者		
3．本人及家属近2周是否与突发急性呼吸道传染病患者有接触史		
4．本人及家属近2周所接触人群是否存在聚集性发病情况		
5．本人及家属近2周是否有体温≥37.3℃		
6．本人及家属近2周是否有乏力、干咳、鼻塞、流涕、咽痛和腹泻等症状		

医辅人员:

我确认上述内容真实准确。

签名:　　　签名日期:_____年__月__日__时

派遣公司:

我公司已对护理辅助人员按上述标准进行岗前筛查,结果均为"否",同意将其派送至贵院工作。

公司负责人签字:_____　　签字日期:_____年__月__日__时

特别说明:根据《中华人民共和国刑法》《中华人民共和国传染病防治法》《中华人民共和国治安管理处罚法》及其他相关法律规定,如果您隐瞒事实,造成疫情扩散情况发生,依据相关法律规定,您可能承担相应的法律责任,面临治安拘留、罚款,直至追究危害公共安全罪的法律责任,请您给予配合。

制度42　感染防控护理质量评价

序号	查检项目	查检内容	符合情况	
			是	否
1	建筑格局	符合《医院隔离技术规范》等		
		明确区分污染区、潜在污染区和清洁区		
2	人员配备	合理调配人力资源,安排班次		
		主动监测		
3	个人防护	防护用品储备		
		按照要求正确使用防护用品 **1. 普通科室**		

序号	查检项目	查检内容	符合情况	
			是	否
3	个人防护	2. 预检分诊处、发热门诊、急诊科、儿科、隔离病房以及临床微生物实验室专门负责呼吸道标本的工作人员等 3. 接触疑似、确诊、临床诊断病例时,进行气管插管、气道护理和吸痰等可能发生气溶胶和喷溅操作时,以及微生物实验室工作人员处理临床送检标本时		
4	消毒隔离	手卫生设施齐全		
		洗手或手卫生消毒落实到位		
		落实标准预防(其重点是洗手和洗手的时机)		
		执行《医疗机构消毒技术规范》		
		严格患者呼吸道分泌物、排泄物、呕吐物的处理		
		确诊、疑似患者的终末消毒		
5	工作流程	门诊发热患者就诊流程		
		疑似病例急诊抢救流程		
		疑似病例应急处理流程		
6	医疗废物处理	疑似/临床诊断/确诊患者的所有垃圾		
7	住院患者管理	预检分诊(发热体温≥37.3℃的成人和儿童)		
		严格探视制度(原则上不探视),实施探视人员和探视时间的管理		
		严格陪住制度,实施陪住人员的体温和呼吸道症状监测等		
8	防护用品管理	1. 管理登记		
		2. 使用登记		
9	人员培训	1. 个人防护　准确佩戴、更换及时 2. 消毒隔离　方法正确、时间规范 3. 工作流程　疑似患者处理		

制度 43　环境清洁消毒措施

为了加强突发急性呼吸道传染病的院感防控,按照北京市院感质控中心相关文件精神,制定我院清洁消毒措施。

一、环境清洁消毒基本要求

1. **随时消毒**　有传染源持续存在时对其排出的病原体可能污染的环境和物品及时进行消毒;在日常清洁消毒的基础上,适当增加病区和诊室通风及空气消毒频次。

2. **终末消毒**　传染源离开疫源地后进行彻底消毒。采用过氧化氢消毒喷雾全面喷洒—物表使用 2 000mg/L 含氯消毒剂擦拭—过氧化氢消毒喷雾全面喷洒,后开窗通风 30 分钟的消毒流程。

二、消毒范围

1. **所有病区、诊区**　使用 500mg/L 的含氯消毒剂或其他符合要求的物表消毒剂进行日常清洁消毒基础上,可适当增加病区和诊室通风及空气消毒频次。

2. **预检分诊台**　应根据预检分诊的人流量和患者特点对分诊台和所有物品使用 500mg/L 的含氯消毒剂或其他符合要求的物表消毒剂进行随时清洁消毒,至少每日四次;出现疑似病例后使用 1 000mg/L 的含氯消毒剂;人流量大应酌情增加清洁消毒频次。

3. **发热门诊及新型冠状病毒患者隔离诊区**　使用 1 000mg/L 含氯消毒剂进行随时清洁消毒,至少每日四次;及时进行终末消毒。

4．放射科

（1）应急 CT 检查室：使用人机共存紫外线消毒设备进行适时空气消毒；使用 500mg/L 的含氯消毒剂或其他符合要求的物表消毒剂进行常规物表消毒，可酌情增加物表清洁频率；根据情况可使用含氯消毒剂进行物表喷洒。

（2）放射科其他诊室：每日进行紫外线灯空气消毒，消毒时间大于 30 分钟，消毒后开窗通风；进行常规物表消毒，根据情况可使用含氯消毒剂进行物表喷洒。

三、隔离诊区终末清洁消毒流程

过氧化氢消毒可以使用我院的过氧化氢消毒装置按照 $5ml/m^3$ 进行终末消毒，或喷洒 3% 过氧化氢液 $20ml/m^3$ 进行终末消毒。

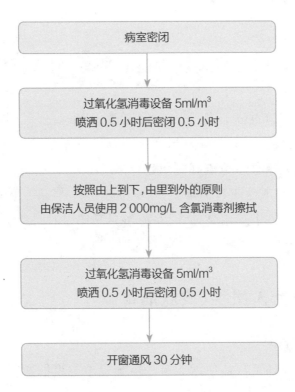

四、医疗仪器等的消毒和管理

按照《医疗机构消毒技术规范》,做好医疗器械、污染物品、物体表面、地面等的清洁消毒。在诊疗过程中产生的医疗废物,应根据《医疗废物处理条例》和《医疗卫生机构医疗废物管理办法》有关规定处置和管理。

1. **隔离诊区** 所有医疗仪器和抢救设备专区专用,不得在其他病区使用。

2. **疑似/确诊病例使用后织物** 尽量使用一次性织物,使用后按照医疗废物处理;非一次性织物在清洗前必须浸泡消毒或高压灭菌处理。

3. **医疗废物的管理** 疑似/确诊病例产生的垃圾均按医疗废物进行管理,双层黄色垃圾袋保存,鹅颈式封扎,明确标识。

五、室内空气消毒

1. **消毒流程**

(1)每日通风 2~3 次,每次不少于 30 分钟;高度风险区每日通风不少于 2 次,每次不少于 1 小时。

(2)患者隔离病房保持室内空气流通,可采取排风(包括自然通风和机械排风)措施,或采用循环风空气消毒机消毒。

(3)在无人条件下可选择过氧乙酸、二氧化氯、过氧化氢等消毒剂,采用超低容量喷雾法进行消毒。

(4)无人条件下可用紫外线消毒,可延长照射时间到 1 小时以上。

2. **消毒方法** 通风、喷雾、紫外线照射。

六、医务人员手、皮肤消毒

1. **消毒流程**

(1)参与现场工作的所有人员均应加强手卫生措施,可选用有效的含醇速干手消毒剂,特殊条件下,也可使用含氯或过氧化氢手消毒剂;有肉眼可见污染物时应使用洗手液在流动水下洗手,然后消毒。

（2）皮肤被污染物污染时,应立即清除污染物,再用一次性吸水材料蘸取 0.5% 碘伏或过氧化氢消毒剂擦拭消毒 3 分钟以上,使用清水清洗干净;黏膜应用大量生理盐水冲洗或 0.05% 碘伏冲洗消毒。

2.消毒方法　擦拭、冲洗、洗手。

七、疑似/确诊病例污染物消毒

1.消毒流程

（1）少量污染物可用一次性吸水材料（如纱布、抹布等）蘸取 5 000~10 000mg/L 的含氯消毒液小心移除。

（2）大量污染物应使用含吸水成分的消毒粉或漂白粉完全覆盖,或用一次性吸水材料完全覆盖后用足量的 5 000~10 000mg/L 的含氯消毒液浇在吸水材料上,作用 30 分钟以上（或能达到高水平消毒的消毒干巾）,小心清除干净。清除过程中避免接触污染物,清理的污染物按医疗废物集中处置。

（3）患者的排泄物、分泌物、呕吐物等应有专门容器收集,用含 20 000mg/L 含氯消毒剂,按粪、药比例 1∶2 浸泡消毒 2 小时。

（4）清除污染物后,应对污染的环境物体表面进行消毒。盛放污染物的容器可用含有效氯 5 000mg/L 的消毒剂溶液浸泡消毒 30 分钟,然后清洗干净。

2.消毒方法　移除、擦拭或浸泡。

八、感染性织物清洗、消毒

1.消毒流程

（1）在收集时应避免产生气溶胶,建议可按医疗废物集中焚烧处理。

（2）无肉眼可见污染物时，若需重复使用，进行高压灭菌后，按常规清洁消毒。

2. **消毒方法**　焚烧、高压蒸汽灭菌、浸泡。

九、餐（饮）具

建议使用一次性餐（饮）具。

十、疑似／确诊病例转运工具清洁、消毒

1. **消毒流程**　应先进行污染情况评估，有可见污染物时应先使用一次性吸水材料沾取 5 000~10 000mg/L 的含氯消毒液（或能达到高水平消毒的消毒湿巾／干巾）完全清除污染物，再用 2 000mg/L 的含氯消毒液进行喷洒或擦拭消毒，作用 30 分钟后清水擦拭干净。织物、坐垫、枕头和床单等建议按医疗废物收集集中处理。

2. **消毒方法**　移除、擦拭或喷洒。

十一、清洁、消毒人员个人防护

严格按照《医务人员（传染）感染性疾病隔离防护技术指南》（京卫〔2018〕141号）要求做好隔离防护。进行清洁消毒的人员应佩戴医用外科口罩、双层手套、工作帽、隔离衣，处理体液、血液、分泌物等污染物存在喷溅风险时或环境空间较小时，应佩戴面屏或防护口罩。在发热门诊、隔离病房或对疑似／确诊病例进行终末消毒时，执行三级防护。

制度44 突发急性呼吸道传染病预防与控制技术指南

为进一步做好我院突发急性呼吸道传染病预防与控制工作,有效降低医疗机构内的传播风险,规范医务人员行为,依据国家卫生健康委和北京市卫生健康委发布的相关文件精神,制定本指南。

一、基本要求

(一) 制定应急预案和工作流程

严格落实《关于进一步加强医疗机构感染预防与控制工作的通知》(国卫办医函〔2019〕480号),根据突发急性呼吸道传染病的病原学特点,结合传染源、传播途径、易感人群和诊疗条件等,建立预警机制,制定应急预案和工作流程,请科室遵照执行。

(二) 开展全员培训

依据院内突发急性呼吸道传染病培训及科室具体情况细化培训内容,做到人人知晓,尤其是高风险科室,如发热门诊、内科门诊、儿科门诊、急诊、重症监护病房(ICU)和呼吸病房的医务人员要重点培训,熟练掌握突发急性呼吸道传染病感染的防控知识、方法与技能,做到早发现、早报告、早隔离、早诊断、早治疗、早控制。

(三) 做好医务人员防护

采取飞沫隔离、接触隔离和空气隔离防护措施,医务人员应根据不同暴露等级,科学合理配备和使用防护用品,确保医务人员个人防护到位。

1. 暴露风险分级

(1) 低风险:间接接触患者,如导诊、问诊,普通门诊和病房查房等。

（2）中风险：直接接触患者，如查体、穿刺、注射等（有黏膜或体腔接触的查体，无体液喷溅风险的有创操作如超声引导下乳腺穿刺、深静脉穿刺等）。

（3）高风险：有血液、体液、分泌物等喷溅或可能产生气溶胶的操作或手术等，如咽拭子采集、吸痰、口腔护理、气管插管、无创通气、气管切开、心肺复苏、插管前手动通气和内镜检查等。

2．防护用品选择

（1）低风险操作：工作服或加穿隔离衣、医用外科口罩、工作帽、手卫生。

（2）中风险操作：工作服并加穿隔离衣、医用外科口罩/医用防护口罩、工作帽、防护面屏/护目镜、手套、手卫生。

（3）高风险操作：医用防护服（一次性）、隔离衣、医用防护口罩、工作帽、防护面屏/护目镜、双层手套、手卫生。

（四）关注医务人员健康

各临床医技科室应合理调配人力资源和班次安排，应保障医务人员充足，合理休息，加强症状监测，出现发热、咳嗽等症状者应及时排查，开展医务人员医院感染监测及零报告。避免医务人员过度劳累。提供营养膳食，增强医务人员免疫力。

（五）加强感染监测

就诊患者应首先到预检分诊处检诊，门急诊做好患者信息登记，发现疑似或确诊突发急性呼吸道传染病患者时，应当按照有关要求及时报告，并在 2 小时内上报信息，做好相应处置工作。

（六）做好清洁消毒管理

1．日常清洁消毒所有病区、诊区在日常清洁消毒应使用 500mg/L 含氯消毒剂进行常规物表消毒基础之上，适当增加病区和诊室通风及空气消毒频次。

2．出现突发急性呼吸道传染病疑似/临床诊断/确诊病例时：

（1）所有医疗仪器和抢救设备专人专用，不得公用。

（2）日常物表消毒：使用 1 000mg/L 含氯消毒剂进行常规物表消毒。

（3）日常空气消毒：增加开窗通风频率和空气消毒频率。

（4）严格患者呼吸道分泌物、排泄物、呕吐物的处理，严格终末消毒 5 000~10 000mg/L 含氯消毒液的小心移除。大量污染物应使用含吸水成分的消毒粉或漂白粉完全覆盖，或用一次性吸水材料完全覆盖后用足量的 5 000~10 000mg/L 的含氯消毒液浇在吸水材料上，作用 30 分钟以上（或使用能达到高水平消毒的消毒干巾），小心清除干净。清除过程中避免接触污染物，清理的污染物按医疗废物集中处置。排泄物、分泌物、呕吐物等应有专门容器收集，用 20 000mg/L 含氯消毒剂，按粪、药比例 1∶2 浸泡消毒 2 小时。清除污染物后，应对污染的环境物体表面进行消毒。盛放污染物的容器可用 5 000mg/L 含氯消毒剂浸泡消毒 30 分钟，然后清洗干净。

（5）终末消毒：采用过氧化氢消毒设备按照 5ml/m³ 先喷洒，后使用 2 000mg/L 含氯消毒剂进行物表擦拭，再使用过氧化氢消毒设备按照 5ml/m³ 喷洒后开窗通风。

（七）加强患者就诊管理

门诊应当做好就诊患者的管理，尽量减少患者的拥挤，以减少医院感染的风险。发现疑似或确诊突发急性呼吸道传染病的患者时，采取隔离或者控制传播措施，并按照规定对患者的陪同人员和其他密切接触人员采取医学观察及其他必要的预防措施。及时将确诊患者转诊到定点医疗机构诊疗。

（八）加强患者教育

1. 对所有患者及家属进行呼吸道礼仪和咳嗽卫生教育。

2. 急性呼吸道症状患者病情允许的情况下佩戴医用外科口罩。

3. 进行探视管控，限制探视时间，减少探视人员，发热、呼吸道症状家属禁止探视，患者及陪诊人员应佩戴医用外科口罩。加强疑似／临床诊断／确诊患者及家属的教育，隔离收治的患者，应当严格执行探视制管理制度，如确需探视，则按照相关规定指导探视人员进行个人防护。必要时进行医学观察和居家隔离等。

（九）加强感染暴发管理

严格落实我院感染预防与控制的各项规章制度,14 天内在小范围（如一个家庭、一个工地、一个单位等）发现 2 例及以上的确诊病例或无症状感染者,且存在因密切接触导致的人际传播的可能性,或因共同暴露而感染的可能性,均属于聚集性疫情,需及时逐级上报并于 2 小时内进行网络直报。

（十）加强医疗废物管理

将突发急性呼吸道传染病确诊或疑似患者产生的所有垃圾,纳入感染性医疗废物管理,应当使用双层包装袋盛装医疗废物,采用鹅颈结式封口,分层封扎,或依据当地的相关制度按涉疫情医疗废物处理。严格按照《医疗废物管理条例》和《医疗卫生机构医疗废物管理办法》有关规定,进行交接,登记科室名称、日期和感染类别。

二、落实预检分诊制度

1．门、急诊分别设立相对独立、标识明确的预检分诊处,利用电子屏等多种方式在显著位置指引发热患者到发热门诊就诊。

2．就诊患者应首先到预检分诊处检诊,初步排除呼吸道传播疾病后,再到相应的科室就诊。如果不能排除呼吸道传播疾病,应让患者在发热门诊就诊,进一步排查,同时提醒患者及陪诊人员佩戴一次性外科口罩。

3．各科室的医师在接诊过程中,要严格落实首诊负责制,对来诊的患者进行传染病预检筛查。

三、重点部门管理

（一）发热门诊

1．发热门诊留观室或抢救室加强通风,如使用机械通风,应当控制气流方向,由清洁侧吹向污染侧。配备数量充足的医务人员防护用品,发热门诊出入口应当设有速干手消毒剂等手卫生设施。

2．医务人员开展诊疗工作应当执行标准预防,要正确佩戴医用防护口罩,戴口罩前和摘口罩后应当进行洗手或手卫生消毒。进出发热门诊和留观病房,严格按照《医务人员穿脱防护用品的流程》(附件1)要求,正确穿脱防护用品。

3．医务人员应当掌握突发急性呼吸道传染病的流行病学特点与临床特征,按照诊疗规范进行患者筛查,对疑似或确诊患者立即采取隔离措施并及时报告。

4．患者转出后按我院《突发急性呼吸道传染病环境清洁消毒措施(第2版)》(见制度43)进行终末处理。

5．医疗机构应当为患者及陪同人员提供口罩并指导其正确佩戴。

(二)急诊

1．落实预检分诊制度,认真做好就诊登记,引导发热患者至发热门诊就诊,制定并完善重症患者的转出、救治应急预案并严格执行。

2．合理设置隔离区域,满足疑似或确诊患者就地隔离和救治的需要。

3．医务人员严格执行预防措施,做好个人防护和诊疗环境的管理。实施急诊气管插管等感染性职业暴露风险较高的诊疗措施时,应当按照确诊患者的要求采取预防措施。

4．诊疗区域应当保持良好的通风并定时清洁消毒。

5．采取设置等候区等有效措施,避免人群聚集。

(三)普通病区(房)

1．应当设置应急隔离病室,用于疑似或确诊患者的隔离与救治,建立相关工作制度及流程,备有充足的应对急性呼吸道传染病的消毒和防护用品。

2．病区(房)内发现疑似或确诊患者,启动相关应急预案和工作流程,按规范要求实施及时有效隔离、救治和转诊。

3．疑似或确诊患者宜专人诊疗与护理,限制无关医务人员的出入,原则上不探视;有条件的可以安置在负压病房。

4．患者转出后按我院《突发急性呼吸道传染病环境清洁消毒措施(第2版)》对其接触环境进行终末处理。

(四) 收治疑似或确诊突发急性呼吸道传染病患者的病区(房)

1．隔离病房对疑似或确诊患者应当及时采取隔离措施,疑似患者和确诊患者应当分开安置,疑似患者进行单间隔离,经病原学确诊的患者可以同室安置。

2．在实施标准预防的基础上,采取接触隔离、飞沫隔离和空气隔离等措施。具体措施包括:

(1) 进出隔离病房,应当严格执行《医院隔离技术规范》《医务人员穿脱防护用品的流程》,正确实施手卫生及穿脱防护用品。

(2) 应当制定医务人员穿脱防护用品的流程,制作流程图和配置穿衣镜。配备熟练感染防控技术的人员督导医务人员防护用品的穿脱,防止污染。

(3) 用于诊疗疑似或确诊患者的听诊器、体温计、血压计等医疗器具及护理物品应当专人专用。

(4) 重症患者应当收治在重症监护病房或者具备监护和抢救条件的病室,收治重症患者的监护病房或者具备监护和抢救条件的病室不得收治其他患者。

(5) 严格探视制度,原则上不设陪护。若患者病情危重等特殊情况必须探视的,探视者必须严格按照规定做好个人防护。

(6) 按照我院《突发急性呼吸道传染病环境清洁消毒措施(第2版)》规定,使用过氧化氢消毒机进行空气消毒。

四、医务人员防护

1．各科室医务人员应当强化标准预防措施的落实,做好诊区、病区(房)的通风管理,严格落实《医务人员手卫生规范》要求,佩戴医用外科口罩／医用防护口罩,必要时戴乳胶手套。

2．采取飞沫隔离、接触隔离和空气隔离防护措施,根据不同情形,做到以下防护:

（1）为疑似／确诊患者进行一般诊疗时（发热门诊、呼吸二部二病区）:穿戴一次性医用帽、医用防护口罩、防护面屏／护目镜、乳胶手套、穿医用防护服（一次性）、鞋套,视诊疗情况可加穿一次性防渗透隔离衣,注意手卫生。

（2）我院综合病房、急诊诊区、儿科门急诊、呼吸门诊等部门进行一般诊疗过程中:穿戴一次性医用帽、医用防护口罩、防护面屏／护目镜、乳胶手套、隔离衣,必要时加穿鞋套,注意手卫生。

（3）为疑似患者或确诊患者实施可能产生气溶胶的操作（如气管插管、无创通气、气管切开、心肺复苏,插管前手动通气和支气管镜检查等）时:穿戴一次性医用帽、医用防护口罩、防护面屏／护目镜、乳胶手套、医用防护服（一次性）、鞋套、一次性防渗透隔离衣,必要时佩戴呼吸头罩。

（4）其他未提及区域防护用品使用详见附件 2。

3．医务人员使用的防护用品应当符合国家有关标准。

4．医用外科口罩、医用防护口罩、护目镜、隔离衣等防护用品被患者血液、体液、分泌物等污染时应当及时更换。

5．正确使用防护用品,戴手套前应当手卫生,脱去手套或隔离服后应当立即流动水洗手。

6．严格执行锐器伤防范措施。

7．每位患者用后的医疗器械、器具应当按照《医疗机构消毒技术规范》进行清洁与消毒。

五、加强患者管理

1．对疑似或确诊患者及时进行隔离,并按照指定规范路线由专人引导进入隔离区。

2．患者进入病区前更换患者服,个人物品及换下的衣服集中消毒处理后,存放于指定地点由医疗机构统一报关。

3．指导患者正确选择、佩戴口罩,正确实行咳嗽礼仪和手卫生。

4．加强对患者探视或陪护人员的管理。

5．对被隔离的患者,原则上其活动限制在隔离病房内,减少患者的移动和转换病房,若确需离开隔离病房或隔离区域时,应当采取相应措施(如佩戴医用外科口罩),防止患者对其他患者和环境造成污染。

6．疑似或确诊患者出院、转院时,应当更换干净衣服后方可离开,按我院《突发急性呼吸道传染病环境清洁消毒措施》对其接触环境进行终末消毒。

7．疑似或确诊患者死亡,对尸体应当及时进行处理。处理方法为:用 3 000mg/L 的含氯消毒剂或 0.5% 过氧乙酸棉球或纱布填塞患者口、鼻、耳、肛门等所有开放通道;用双层布单包裹尸体,装入双层尸体袋中,由专用车辆直接送至指定地点火化。患者住院期间使用的个人物品经消毒后方可随患者或家属带离出院。

注意:医疗防护用品严禁跨区域使用;可重复使用的医疗防护用品使用完后必须进行终末消毒;该指南随着疫情变化、上级行政部门诊疗方案的变化会进行调整。

附件1

医务人员穿脱防护用品的流程

一、医务人员进入隔离病区穿着防护用品程序

步骤 1:手卫生,更换个人衣物,穿着内穿衣或刷手服,去除个人用品如首饰、手表、手机等;戴一次性工作帽或布帽、换工作鞋袜。

步骤 2:戴医用防护口罩,做密合性检测。

步骤 3:检查防护服(选择型号、检查防护服完好性等),穿医用防护服。

步骤 4:戴内层手套(检查手套完好性,推荐橡胶手套),覆盖防护服袖口。

步骤5：穿隔离衣(非连脚)。

步骤6：戴外层手套(检查手套完好性)，覆盖防渗隔离衣袖口。

步骤7：戴护目镜，防护面屏或防护头罩。

步骤8：穿防水靴套。

步骤9：穿外层鞋套。

步骤10：按标准操作流程，由同事协助确认穿戴效果，检查全部个人防护装备是否齐备、完好、大小合适，确保无裸露头发、皮肤和衣物，不影响诊疗活动。

二、医务人员离开隔离病区脱摘防护用品程序

1.脱个人防护装备时，必须至少有一名穿戴个人防护装备(至少包括防护服或隔离衣、医用防护口罩、防护面屏或护目镜和手套等)的医务人员在场，评估个人防护装备污染情况，对照脱摘顺序表，口头提示每个脱摘顺序，必要时可协助医务人员脱摘装备并及时进行手套消毒。

步骤1：消毒双手，摘防护面屏(防护眼罩)(后侧摘)。

步骤2：脱外层隔离衣连同外层手套。

步骤3：脱防护服连同内层手套及防水靴套。

步骤4：手卫生。

步骤5：摘医用防护口罩和一次性工作帽或布帽。

步骤6：监督员与工作人员一起评估脱摘过程，如可能污染皮肤、黏膜及时消毒，并报告上级部门，评估是否进行集中隔离医学观察。

步骤7：沐浴更衣，并进行口腔、鼻腔及外耳道的清洁。

2.防护装备脱摘的注意事项

(1)脱摘防护用品动作要轻柔，避免产生气溶胶而发生暴露。若2人及以上同时脱摘防护用品，更应加强注意。

(2)脱摘时注意皮肤不要触及污染面，防止皮肤暴露。

(3)脱下的护目镜、长筒胶鞋等非一次性使用的物品应直接放入盛有消毒液的容器内浸泡；其余一次性使用的物品应放入黄色医疗废物收集袋中作为医疗废物集中处置。

（4）脱摘防护装备的每一步均应进行手消毒，所有防护装备全部脱完后再次洗手、手消毒。

（5）如果防护服外穿有隔离衣，应在污染区至半污染区处先脱外层隔离衣，然后进入半污染区至清洁区处脱防护服。如只穿有防护服可一次脱完。

（6）脱防护服区域从污染程度自高向低，不要逆流。

附件 2

突发急性呼吸道传染病流行期间不同人员个人防护指导原则

工作岗位	手卫生	工作帽	医用外科口罩	医用防护口罩	工作服	防护服	手套	隔离衣	防护面屏/护目镜	鞋套/靴套
一般科室	●	○	●		●					
手术	●	●	●	○	●		●	○	○	○
预检分诊	●	●	●		●		○	●		
发热门诊/呼吸科/急诊/儿科	●	●	●	○	●		○	●/○	○	○
可能产生喷溅的操作	●	●	●		●	○	●	●	●	●
疑似/确诊病例诊疗	●	●		●	●	●	双层	●	●	●
患者转运/陪检	●	●		●	●	●	●	●	●	●
疑似/确诊病例标本采集	●	●		●	●	●	双层	●	●	○
实验室常规检测	●	●	●		●		●			
实验室疑似样本检测	●	●		●			●	●		
实验室病毒核酸检测	●	●		●			双层	●	●	○
环境清洁消毒	●	●		●	●	●	+长袖加厚橡胶手套	○	●	○

工作岗位	手卫生	工作帽	医用外科口罩	医用防护口罩	工作服	防护服	手套	隔离衣	防护面屏/护目镜	鞋套/靴套
标本运送	●	●	●	●	●	●				
尸体处理	●	●		●	●	●	+长袖加厚橡胶手套	●	●	●
行政管理	●		●							

注:1. ●表示应选择,○表示可根据暴露风险选择。
  2. 暴露风险高的操作有条件时可选动力送风过滤式呼吸器。

制度 45　医院职工自我防护的相关注意事项

各临床、医技、职能处科室负责人:

突发急性呼吸道传染病疫情时期,为了保证职工的安全,减少我院员工小范围聚集性暴露的风险,特将相关注意事项颁布如下。

1. 医务人员要警惕离开病房环境后的传播风险,注意无症状患者的早期识别。

2. 加强所有员工对日常生活工作佩戴口罩的依从性。

3. 疫情期间,我院所有部门不得组织聚会、聚餐及大型学术活动,尽量减少集中开会、学习。

4. 早交班、开会期间必须佩戴外科口罩,并形成督查机制。

5. 各部门在工作单位尽量不要集中就餐,进行分时段进餐。

6. 注意办公环境中物表台面的清洁和消毒。

7. 注意办公环境的定期开窗通风。

8. 注意手卫生,离开不同区域要洗手或手消毒,并注意手卫生的正确性。

请各临床医技职能部门负责人务必传达到位,并遵照执行。

制度 46 关于规范传染病报告卡的通知

为了保证突发急性呼吸道传染病报告卡的准确性和实效性,依据国家卫生健康委发布的防控方案,制定如下规范。

一、上报时限

突发急性呼吸道传染病为按甲类管理的乙类传染病,各级各类医疗卫生机构发现符合疑似病例、确诊病例、无症状感染者时,应当于 2 小时内进行网络直报。

二、传染病上报信息

1. **患者的居住信息** 传染病报告卡中病例现的住址应当填写病例发病时的居住地,细化至村、组及社区、门牌号等可随访到病例的详细信息。

2. **疾病名称** 临床科室在传染病报告卡中病种选择"突发急性呼吸道传染病",并在"病例分类"中分别根据情况选择"疑似病例""确诊病例""阳性检测"进行报告。

3. **临床分型** 疑似病例和确诊病例的"临床严重程度"分类根据诊疗方案在网络直报系统的分类中选择"轻型""普通型""重型"或"危重型"进行报告。阳性检测特指无症状感染者,在"临床严重程度"中对应"无症状感染者"(附件1)。

4. **信息订正** 上报的"疑似病例"根据实验室检测结果,及时订正为"确诊病例"或及时排除。通过 HIS/OA 系统将订正信息上传给疾控处,并联系疾控处(电话:××××××××),以保证疾控处工作人员能在2小时内将病例上报本区疾病预防控制中心(附件2)。

附件1 突发急性呼吸道传染病上报流程

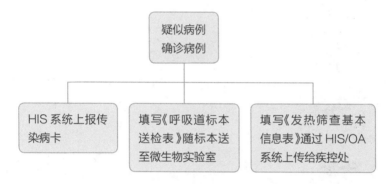

附件2 突发急性呼吸道传染病报告卡订正流程

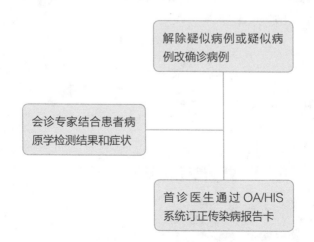

制度47 关于上报聚集性疫情的通知

各临床医技科室：

按照卫生健康委发布的突发急性呼吸道传染病防控方案相关规定，我院对聚集性疫情的上报、标本送检作出如下规定。

一、定义

聚集性疫情：是指14天内在小范围（如一个家庭、一个工地、一个单位等）发现2例及以上的确诊病例或无症状感染者，且存在因密切接触导致的人际传播的可能性，或因共同暴露而感染的可能性。

二、上报

如出现聚集性疫情，首诊医生在HIS系统中填写传染病上报卡，同时在微信的"发热日报告工作群"中上报此聚集性病例，无须特殊填报。

三、标本送检

突发急性呼吸道传染病5例及以上的聚集性病例的原始标本应当送至中国疾病预防控制中心进行复核确认。

特此通知。

制度48 医务人员进出隔离病区流程

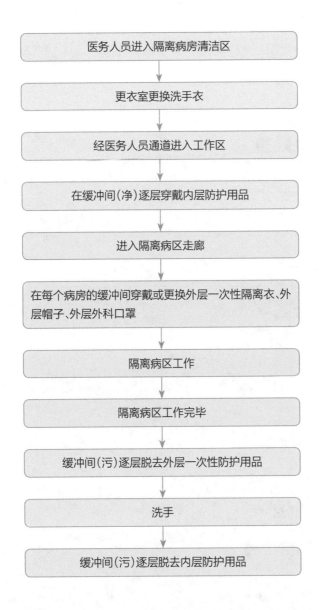

医务人员进入隔离病房清洁区

更衣室更换洗手衣

经医务人员通道进入工作区

在缓冲间(净)逐层穿戴内层防护用品

进入隔离病区走廊

在每个病房的缓冲间穿戴或更换外层一次性隔离衣、外层帽子、外层外科口罩

隔离病区工作

隔离病区工作完毕

缓冲间(污)逐层脱去外层一次性防护用品

洗手

缓冲间(污)逐层脱去内层防护用品

制度49 诊疗用品、设备的处置流程

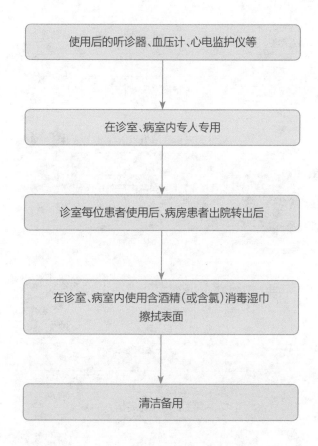

使用后的听诊器、血压计、心电监护仪等

在诊室、病室内专人专用

诊室每位患者使用后、病房患者出院转出后

在诊室、病室内使用含酒精(或含氯)消毒湿巾擦拭表面

清洁备用

制度50 自助挂号机消毒流程

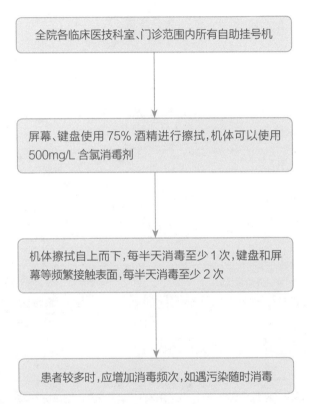

全院各临床医技科室、门诊范围内所有自助挂号机

屏幕、键盘使用75%酒精进行擦拭,机体可以使用500mg/L含氯消毒剂

机体擦拭自上而下,每半天消毒至少1次,键盘和屏幕等频繁接触表面,每半天消毒至少2次

患者较多时,应增加消毒频次,如遇污染随时消毒

注:各自助机放置区域根据需要配备合适数量的含醇手消毒剂,引导人员接触不同患者或患者物品之间应正确实施手卫生。

制度 51 隔离病区病历夹、病历车处理流程

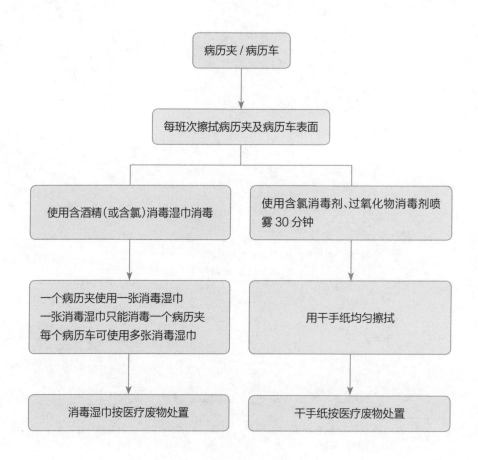

制度 52 隔离病区医疗文书处置流程

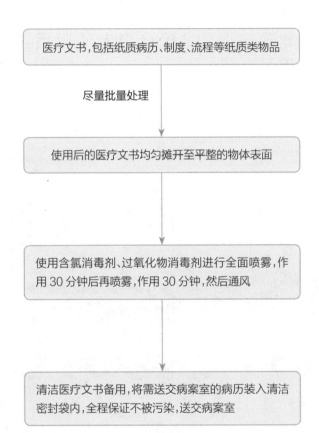

医疗文书,包括纸质病历、制度、流程等纸质类物品

尽量批量处理

使用后的医疗文书均匀摊开至平整的物体表面

使用含氯消毒剂、过氧化物消毒剂进行全面喷雾,作用 30 分钟后再喷雾,作用 30 分钟,然后通风

清洁医疗文书备用,将需送交病案室的病历装入清洁密封袋内,全程保证不被污染,送交病案室

制度53 隔离病房疑似患者、确诊患者使用后织物处置流程

一、隔离病房疑似/确诊患者使用后织物处置流程(有高压灭菌条件)

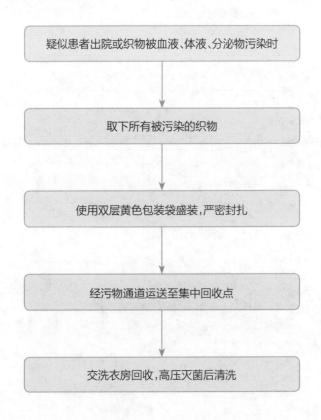

疑似患者出院或织物被血液、体液、分泌物污染时

↓

取下所有被污染的织物

↓

使用双层黄色包装袋盛装,严密封扎

↓

经污物通道运送至集中回收点

↓

交洗衣房回收,高压灭菌后清洗

二、隔离病房疑似／确诊患者使用后织物处置流程（无高压灭菌条件）

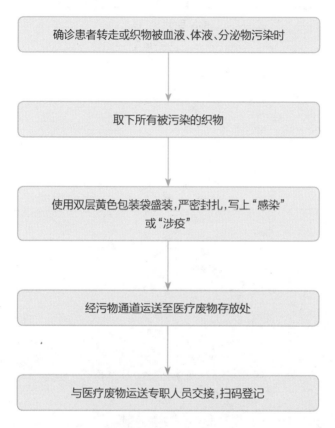

确诊患者转走或织物被血液、体液、分泌物污染时

取下所有被污染的织物

使用双层黄色包装袋盛装，严密封扎，写上"感染"或"涉疫"

经污物通道运送至医疗废物存放处

与医疗废物运送专职人员交接，扫码登记

注：所有织物装袋时禁止抖动。

制度54 工作人员使用后织物处置流程

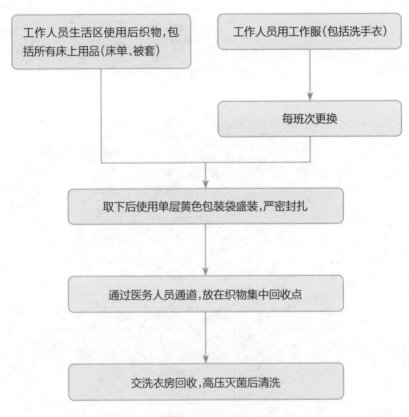

工作人员生活区使用后织物,包括所有床上用品(床单、被套)

工作人员用工作服(包括洗手衣)

↓

每班次更换

↓

取下后使用单层黄色包装袋盛装,严密封扎

↓

通过医务人员通道,放在织物集中回收点

↓

交洗衣房回收,高压灭菌后清洗

注:所有织物装袋时禁止抖动。

制度55 隔离病房物表清洁消毒及保洁织物处置流程

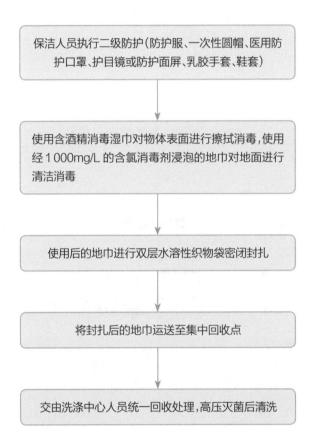

保洁人员执行二级防护(防护服、一次性圆帽、医用防护口罩、护目镜或防护面屏、乳胶手套、鞋套)

使用含酒精消毒湿巾对物体表面进行擦拭消毒,使用经1 000mg/L的含氯消毒剂浸泡的地巾对地面进行清洁消毒

使用后的地巾进行双层水溶性织物袋密闭封扎

将封扎后的地巾运送至集中回收点

交由洗涤中心人员统一回收处理,高压灭菌后清洗

制度56 重复使用防水胶靴的处置流程

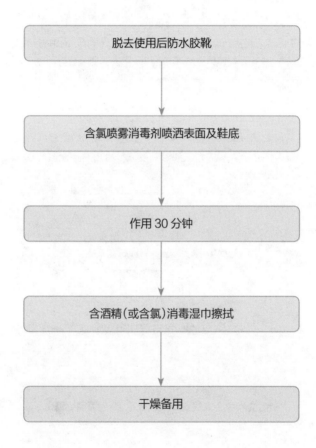

脱去使用后防水胶靴

↓

含氯喷雾消毒剂喷洒表面及鞋底

↓

作用30分钟

↓

含酒精(或含氯)消毒湿巾擦拭

↓

干燥备用

制度 57　重复使用护目镜的处置流程

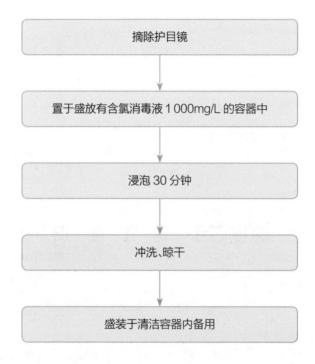

摘除护目镜

置于盛放有含氯消毒液 1 000mg/L 的容器中

浸泡 30 分钟

冲洗、晾干

盛装于清洁容器内备用

制度 58　关于进一步加强涉疫情医疗废物管理的规定

为进一步加强我院涉疫情医疗废物管理,特制定此规定。

1. 涉疫情医疗废物包括核酸采集点、核酸检测点、发热门诊和隔离病房的所有医疗废物,以及其他病区疑似/确诊病例产生的医疗废物。

2．对"涉疫情医疗废物"要做到专人管理,及时收集、做好记录、分类存放、专车运输、定点放置。

3．涉疫情医疗废物存放区域要有明确标示,且要有明确分区。

4．使用双层医疗废物包装袋进行包装,高压灭菌或喷洒 2 000mg/L 含氯消毒剂后,进行密封包装,装入一次性耐压硬纸箱内并密封,密封后禁止打开,纸箱表面做好标识。

5．医疗废物收运单位收运医疗废物时,要明确告知收运单位该批次医疗废物为"涉疫情医疗废物"。

6．加强对医疗废物、运送车辆和相关设施的消毒以及操作人员的个人防护和日常体温监测工作。

制度59 复工手册

目　录

一、预约挂号规定

按照北京市卫生健康委员会相关要求，为减少人群聚集，避免医院内交叉感染，自××××年××月××日起，我院实行非急诊全面预约挂号，除急诊、发热门诊外，一律取消现场挂号。所有就诊患者须通过官方手机应用程序、医院微信公众号、114电话预约等途径提前挂号，并按预约提示时间就诊。现场挂号恢复时间另行通知。

二、预检分诊和体温筛查程序

1. 医院各人员入口均设有体温筛查站，由专人负责进行体温筛查。进入医院的本院职工、患者及家属均需经过体温筛查，各类人员有义务主动配合体温筛查工作。

2. 对体温≥37.3℃的成人(>14周岁)，登记个人信息，由体温筛查人员引导到发热门诊就诊；体温≥37.3℃的儿童(≤14周岁)，登记个人信息，由体温筛查人员引导到儿科门诊隔离诊室就诊。

3. 当红外线体温检测仪、额温枪检测体温结果异常时，体温筛测人员需用腋温表测量进行核实确认。

4. 门诊各交通要道导诊员对患者及家属的体温进行再次核查。有发热或流行病学史(疫区旅住史、确诊或疑似患者接触史、聚集性发病史)其中之一的患者，由导诊员引导到发热门诊就诊。

5. 对不配合体温筛查的人员进行耐心解释，如情绪激动或出现暴力倾向,就近的安保人员按相关规定协助参与处置。

6. 护理部每日对体温筛查岗工作情况进行检查。

三、医师出诊要求

1. 不同诊区的医务人员根据院感要求做好相应级别防护措施,保障医务人员的安全。

2. 接诊医师需再次询问患者有无发热、呼吸道症状及流行病学史。有流行病学史者或有发热症状者,应由导诊员引导到发热门诊就诊。

3. 根据患者病情开具必要辅助检查及治疗用药,根据门诊检查流程开始相关检查。

4. 根据北京市相关文件精神,明确诊断并需要长期用药的患者,北京医保患者可增加开药量至3个月,并允许跨科开药。

四、各病区各类可疑患者就诊流程

(一)如下患者建议至发热门诊就诊

1. 体温≥37.3℃的成人(>14岁)患者。

2. 近2周有疫区及周边地区,或已知发生突发急性呼吸道传染病确诊病例的社区居住或旅游史。

3. 近2周接触过确诊突发急性呼吸道传染病患者。

4. 近2周曾接触过来自疫区或周边地区,或已知发生突发急性呼吸道传染病确诊病例社区的发热或呼吸道症状患者。

5. 聚集性发病(2周内家庭、办公机构、宿舍类似发热呼吸道症状≥2例)。

(二)疑似病例收治

根据国家颁布的诊疗方案,经本院临床专家组会诊后,诊断为突发急性呼吸道传染病疑似病例。疑似病例需立即收治隔离病房,并立即电话报告院感疾控处(电话:××××××××)。疑似病例应在隔离病房完成病原学检测及疑似病例传染病上报;病原学阳性患者转诊定点医疗机构。

(三)发热、急诊就诊患者经本院临床专家组初评不符合疑似病例者,可视具体病情收治综合病房或普通病房,或门诊治疗。

(四)综合病房诊疗要求

1.综合病房主诊组进行突发急性呼吸道传染病病原学检测排查。

2.病原体检测阳性者,立即转诊隔离病房。

3.病原学检测间隔24小时两次阴性者,经综合病房主诊医师提出申请,经专家组评估后根据病情转至相应病房(如肺部疾病可转至呼吸与危重症病房,呼吸衰竭/循环衰竭转至呼吸四部或外科重症监护病房,如消化道疾病可转至消化病房等)。

4.病原学检测阴性者,专家组评估仍存在一定突发急性呼吸道传染病感染风险时,继续综合病房诊治。

(五)体温≥37.3℃的儿童(≤14岁)发热患者在儿科门/急诊就诊,当该区域出现疑似病例时,由首诊医师上报专家组,同时在儿科门/急诊隔离诊室就地隔离,等候专家组意见。

(六)门诊诊区出现疑似病例时,由首诊医师上报专家组(可通过医务处联系,电话:××××××××)、门诊办(电话:××××××××)和院感办(电话:××××××××),门诊办安排专人将该患者引导至发热门诊就诊,等候专家组意见。在院感办指导下进行诊室终末消毒。

(七)特别情况说明

1.若成人发热患者因病情危重需紧急抢救时,应收入急诊科隔离抢救区。

2.危重症患者在急诊隔离抢救区进行病原学筛查。

(1)若为病原学检测阳性者,立即转诊隔离病房,院内协调重症医学专业医生及护士进行临时医疗照护,医务处及院感办协调尽快转诊至区级或市级定点医院。

(2)若为病原学检测阴性者,尽快转诊急诊重症监护病房/呼吸四部/外科重症监护病房继续治疗。

（八）患者就诊期间医护防护要求参照我院院感办/疾控处相关规定。

五、门诊检查治疗流程

（一）门诊检查及治疗项目

门诊检查检验及治疗项目安排

科室	项目开展情况
超声医学科	开放相关业务
放射诊断科	开放相关业务
检验科	肺泡灌洗液检测细胞亚群暂停
核医学科	暂停以下项目：双光能 X 线骨密度检查（包括北区骨密度）、吸碘率检查、肺通气检查
放射治疗科	暂不收新放疗患者
病理科	开放相关业务
采血室	开放相关业务
门诊治疗室	开放相关业务
呼吸科	门诊肺功能检查暂停。睡眠监测、无创呼吸机压力滴定限人数预约，有条件开放
消化科	呼气试验暂停 门诊筛查后，限制人数做本地患者的胃肠镜检查
心脏科	运动平板试验，心肺运动试验暂停 24 小时心电监测、24 小时血压监测限每日各 10 人 心电图、肢体动脉开放
泌外科	膀胱镜暂停
妇科	计划生育及门诊手术暂停
神经科	开放相关业务，限人数预约
内分泌科	××月××日开放相关业务
风湿免疫科	风湿免疫实验室检查部分开放
眼科	暂停以下项目：冲洗泪道、取结石、切开引流、荧光造影、视野、激光治疗
耳鼻喉科	纤维喉镜暂停
康复医学科	语言治疗（ST）、作业治疗（OT）暂停，半天门诊

（二）疑似患者外出检查流程

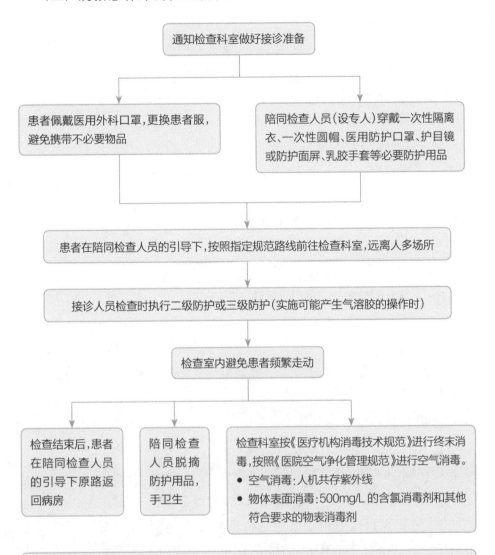

通知检查科室做好接诊准备

患者佩戴医用外科口罩，更换患者服，避免携带不必要物品

陪同检查人员（设专人）穿戴一次性隔离衣、一次性圆帽、医用防护口罩、护目镜或防护面屏、乳胶手套等必要防护用品

患者在陪同检查人员的引导下，按照指定规范路线前往检查科室，远离人多场所

接诊人员检查时执行二级防护或三级防护（实施可能产生气溶胶的操作时）

检查室内避免患者频繁走动

检查结束后，患者在陪同检查人员的引导下原路返回病房

陪同检查人员脱摘防护用品，手卫生

检查科室按《医疗机构消毒技术规范》进行终末消毒，按照《医院空气净化管理规范》进行空气消毒。
- 空气消毒：人机共存紫外线
- 物体表面消毒：500mg/L 的含氯消毒剂和其他符合要求的物表消毒剂

- 检查使用的医疗设备、仪器及患者接触的物表、地面等应使用酒精或含氯消毒湿巾进行擦拭
- 建立终末消毒登记本，内容包括使用后的医疗用品、物表、地面、空气等的消毒方式及持续时间
- 其间患者产生的生活垃圾和医疗废物均按医疗废物处理，进行双层医疗废物袋包装和分层鹅颈式封扎

六、住院患者收治注意事项

1. 对于有住院指征、且近 14 天内在京的患者,根据住院患者筛查标准,必要时查胸部 CT、血常规或请专家组会诊,确保排除突发急性呼吸道传染病感染后再开立住院证收入普通医疗病房。

2. 凡外地来京患者,原则上需居家或集中观察 14 天,在观察期满且无发热、咳嗽等突发急性呼吸道传染病疑似症状,方可进行上一条住院患者筛查程序。如不满 14 天但因病情需要住院的患者,则收治在专科单间病房。若为急危重症,进入急诊流程。

3. 所有入院患者及家属必须填写"住院患者及家属告知书",方可办理入院手续。

七、住院患者陪住探视管理

(一)请假制度

患者住院期间原则上不能请假回家,一旦患者离开医院,视为自动出院。

(二)陪住制度

1. 住院患者原则上不安排陪住;因病情需要确需陪住的,由医生开立陪住医嘱,护士长开具陪住证。

2. 陪住期间应固定一名陪护人员,实行"一患一护"。

3. 陪住人员按照医院要求进行信息登记,在规定区域内活动并佩戴口罩,严格执行手卫生和咳嗽礼仪,并与患者共同配合医院进行体温和呼吸道症状监测。

4. 对体温≥37.3℃的陪住人员需配合流行病学调查要求,报告个人信息,配合前往发热门诊就诊,由符合要求的其他陪住人员替代。

(三)探视制度

1. 普通患者原则上不安排探视。

2．疫情期间尽量采取视频方式进行探视。

3．探视过程中严格限制探视人数和时间,原则上限制一人且时间在30分钟之内,探视过程佩戴口罩,严格执行手卫生和咳嗽礼仪。

4．重症患者、术前谈话以及其他确需探视的特殊患者,经主管医生或责任护士联系后勤安保处(电话:×××××××)确定人数后方可探视。

5．探视人员出现以下情况时拒绝探视

(1) 探视人员14天内到过京外、接触过发热患者、与确诊患者有过接触等情况。

(2) 家庭出现聚集性病例。

(3) 探视人员有发热、咳嗽及其他呼吸道症状。

(4) 其他被辖区疾病控制中心或社区卫生服务中心等认定需要隔离的情况。

(四)膳食管理

所有住院患者和陪住人员统一订购医院营养食堂提供的营养餐,减少不必要的人员流动。

八、床位调配原则

1．全院实行床位统一协调管理,各科室所有收治患者均由床位调配中心统一安排。

2．床位协调依据"急危重症患者收治、转出优先、预约主导"的原则,根据患者病情和诊疗需要安排到合适科室。

3．疫情期间可跨科混合收治,由床位调配中心监控床位使用率,按照单间及双人间住1人,3人间住2人,6人间住4人的原则,避免住院患者过于聚集。

4．把关患者及家属告知书的签署情况,进一步做好筛查工作及相关风险的告知。

九、手术流程与要求

1. 患者入院后术前检查及手术申请流程

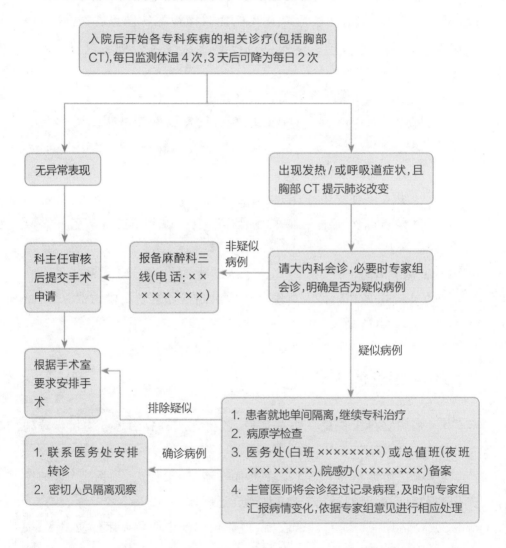

2. 手术流程

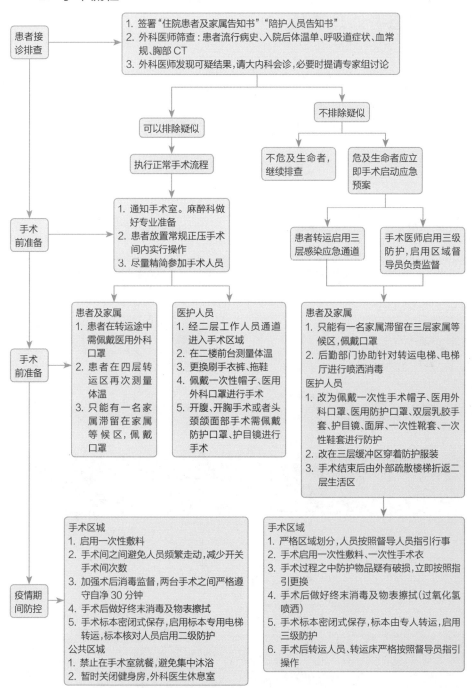

患者接诊排查 →
1. 签署"住院患者及家属告知书""陪护人员告知书"
2. 外科医师筛查：患者流行病史、入院后体温单、呼吸道症状、血常规、胸部CT
3. 外科医师发现可疑结果，请大内科会诊，必要时提请专家组讨论

可以排除疑似

不排除疑似

执行正常手术流程

不危及生命者，继续排查

危及生命者应立即手术启动应急预案

手术前准备
1. 通知手术室。麻醉科做好专业准备
2. 患者放置常规正压手术间内实行操作
3. 尽量精简参加手术人员

患者转运启用三层感染应急通道

手术医师启用三级防护，启用区域督导员负责监督

手术前准备

患者及家属
1. 患者在转运途中需佩戴医用外科口罩
2. 患者在四层转运前再次测量体温
3. 只能有一名家属滞留在家属等候区，佩戴口罩

医护人员
1. 经二层工作人员通道进入手术区域
2. 在二楼前台测量体温
3. 更换刷手衣裤、拖鞋
4. 佩戴一次性帽子、医用外科口罩进行手术
5. 开腹、开胸手术或者头颈颌面部手术需佩戴防护口罩、护目镜进行手术

患者及家属
1. 只能有一名家属滞留在三层家属等候区，佩戴口罩
2. 后勤部门协助针对转运电梯、电梯厅进行喷洒消毒
医护人员
1. 改为佩戴一次性手术帽子、医用外科口罩、医用防护口罩、双层乳胶手套、护目镜、面屏、一次性靴套、一次性鞋套进行防护
2. 改在三层缓冲区穿着防护服装
3. 手术结束后由外部疏散楼梯折返二层生活区

疫情期间防控

手术区域
1. 启用一次性敷料
2. 手术间之间避免人员频繁走动，减少开关手术间次数
3. 加强术后消毒监督，两台手术之间严格遵守自净30分钟
4. 手术后做好终末消毒及物表擦拭
5. 手术标本密闭式保存，启用标本专用电梯转运，标本核对人员启用二级防护
公共区域
1. 禁止在手术室就餐，避免集中沐浴
2. 暂时关闭健身房，外科医生休息室

手术区域
1. 严格区域划分，人员按照督导人员指引行事
2. 手术启用一次性敷料、一次性手术衣
3. 手术过程之中防护物品疑有破损，立即按照指引更换
4. 手术后做好终末消毒及物表擦拭（过氧化氢喷洒）
5. 手术标本密闭式保存，标本由专人转运，启用三级防护
6. 手术后转运人员、转运床严格按照督导员指引操作

十、住院期间出现可疑突发急性呼吸道传染病临床表现患者处理流程

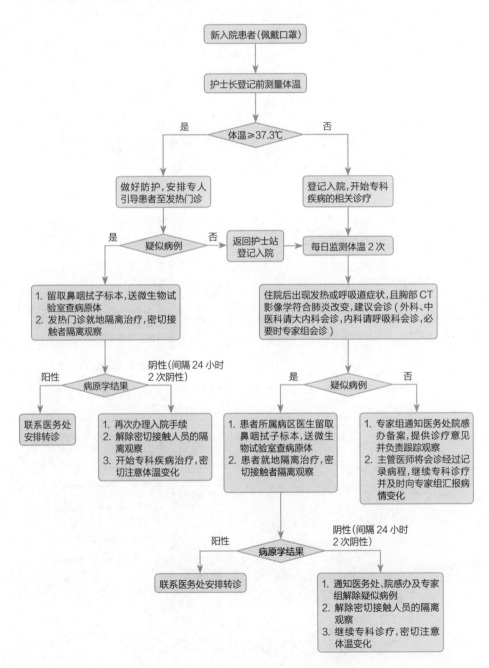

十一、突发急性呼吸道传染病病原学检测标本采集及送检要求

1. **启动采样要求** 必须由大内科住院总或呼吸科院总或"会诊专家组"会诊后启动,如未经过上述评估,实验室将拒绝接受标本。各科室需要做排查前,需要将患者病情报告当日值班专家,若出现任何问题,白天联系医务处,电话:×××××××,联系人:×××,夜间联系总值班,电话:×××××××。

2. **医嘱开具** 依据会诊意见,如同意,医生开具"甲型、乙型流感及呼吸道合胞病毒快速检测"与"突发急性呼吸道传染病病原学检测"医嘱,使用病毒管采集一个呼吸道标本和黄管血并在实验室检查单上备注"突发急性呼吸道传染病"及首诊医生电话。如果是第二次复检,不需要再开"甲型、乙型流感及呼吸道合胞病毒快速检测"医嘱。

3. **病毒管领取地点** 白天:微生物实验室,联系电话×××××××。夜间:急诊检验科,联系电话×××××××。

4. **送检单据** 医师提交标本的同时需要提交两份纸质版文件(可手写也可电子表格填写后打印):"突发急性呼吸道传染病发热筛查基本信息表"和"北京市疾控系统呼吸道标本送检表",给微生物实验室。

5. **检测时间** 具体见微生物实验室工作安排,请大家严格按照时间要求运送标本。

6. **转运方式** 取完标本后,联系后勤物流人员(电话:×××××××),用标本转运专用箱转运(注意:送检单要放在转运箱外面)。

十二、医务人员个人防护用品使用原则

(一)个人防护用品分区使用原则

为了避免交叉感染,所有个人防护用品执行严格分区使用,不能跨区域使用;护目镜和防护面屏不需要同时使用,可复用护目镜使用后必

须严格消毒;防护服原则上只用在我院发热、隔离诊区(病房),其他诊区对疑似患者进行产生气溶胶的操作(采集呼吸道标本、支气管镜、气管插管等)等;不论对何种患者进行诊疗,进行产生喷溅的操作时必须使用防渗透隔离衣;防渗透隔离衣和普通隔离衣不同时使用;戴手套不能代替手卫生,摘脱手套后要进行手卫生。

(二)防护级别定义及分类

在医疗护理工作中,医务人员执行标准预防的同时,依据接诊患者情况和医疗护理操作不同选择不同的医疗防护用品,将防护级别分为一级防护、二级防护和三级防护,具体描述如下。

1. **一级防护** 工作帽/一次性医师帽、一次性医用外科口罩、手卫生,依据操作的不同可选用防护眼罩/面屏,手套,隔离衣等。

2. **二级防护** 一次性医师帽、医用防护口罩、防护眼罩/面屏、隔离衣、手套、手卫生,视情况选用防水鞋套。

3. **三级防护** 一次性医师帽、医用防护口罩、防护眼罩/面屏、防渗透隔离衣、医用防护服、手套、防水鞋套、正压头套/全面型呼吸器、手卫生。

(三)医务人员诊疗操作暴露风险分级

1. **低风险** 间接接触患者,如导诊、问诊,普通门诊和病房查房等。

2. **中风险** 直接接触患者,如查体、穿刺、注射等(如有黏膜或体腔接触的查体,无体液喷溅风险的有创操作,如超声引导下乳腺穿刺,深静脉穿刺等)。

3. **高风险** 有血液、体液、分泌物等喷溅或可能产生气溶胶的操作或手术等,如咽拭子采集、吸痰、口腔护理、气管插管、无创通气、气管切开、心肺复苏、插管前手动通气和内镜检查等。

十三、复工时期医务人员个人防护分区使用意见

个人防护用品要科学使用,既要有效保护医务人员安全,又要防止

过度防护增加医务人员防护负担、造成防护用品浪费。依据医务人员诊疗过程中操作暴露风险不同、诊疗区域不同、患者接诊情况不同,特制定我院复工时期医务人员个人防护用品分区使用意见,随着疫情的变化、上级部门相关制度规范的改变,将适时调整使用意见。

（一）不同区域个人防护用品使用意见

1. **普通门诊、普通病房**　执行一级防护。

2. **肛肠科、眼科门诊、呼吸功能检查室**　执行二级防护,视诊疗操作情况使用隔离衣。

3. **急诊科、综合病房、呼吸门诊**　执行二级防护,使用非一次性隔离衣。

4. **口腔科门诊、耳鼻喉门诊、内镜室、支气管镜室等**　执行二级防护,视诊疗操作情况使用防渗透隔离衣。

5. **重症监护室**　执行二级防护,视诊疗操作情况使用隔离衣。

6. **发热门诊**　执行三级防护,视诊疗操作情况使用正压头套或全面屏呼吸器。

7. **隔离诊区**　执行三级防护,使用正压头套或全面屏呼吸器。

（二）应急情况个人防护使用意见

当在非隔离诊区出现疑似/确诊患者,需要暂时停留完善诊疗、进行紧急医疗救治时,启动二级防护,视诊疗操作情况启动三级防护。

十四、复工时期不同诊区/病房的隔离防护要求

（一）门诊诊区/功能检查室

加强预检分诊,发热患者或者有流行病学接触史的患者必须在发热门诊就诊;门诊诊区/功能诊室执行一人一诊室;若大诊室不能保证一人一诊室,必须隔一个诊台进行诊疗。具体如下:

1. 普通门诊 / 功能检查室隔离防护要求

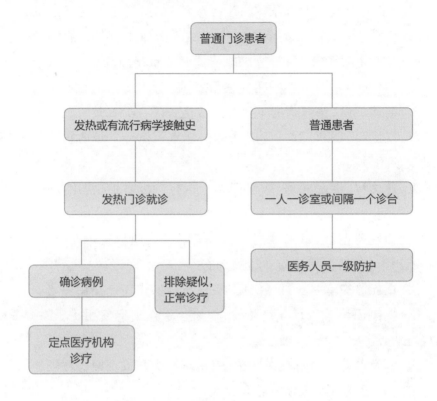

2. 呼吸科门诊隔离防护要求

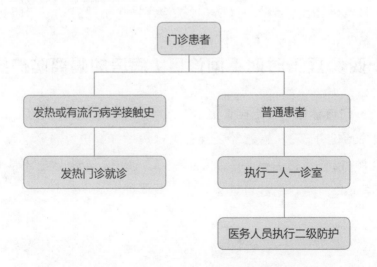

3. 眼科、肛肠科等特殊门诊隔离防护要求

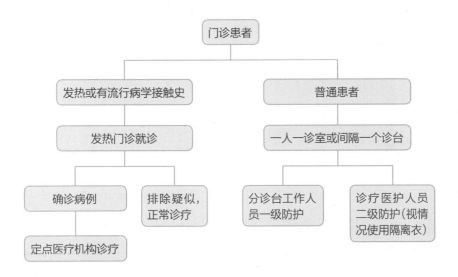

4. 消化内镜室隔离防护要求

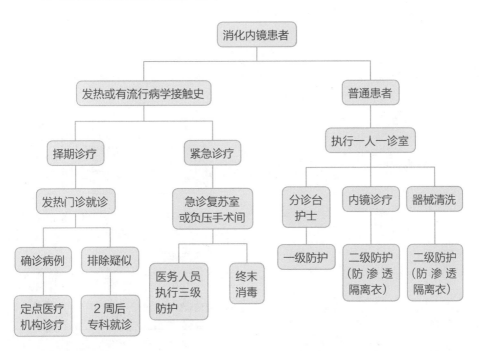

5．口腔科隔离防护要求

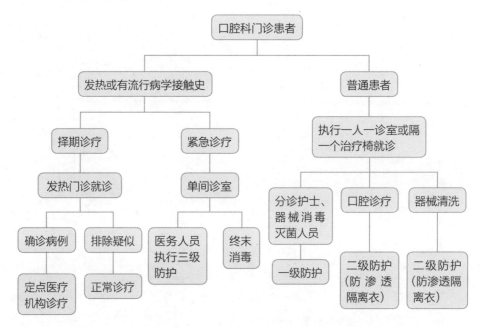

6．耳鼻喉门诊隔离防护要求

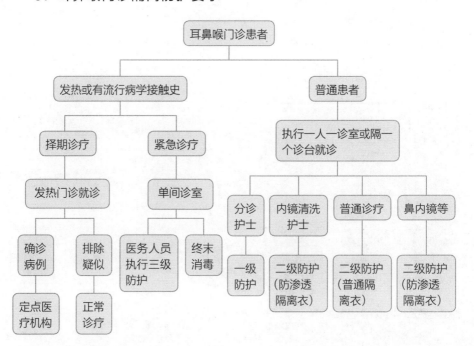

（二）普通病房隔离防护要求

需要入住我院普通病房的患者，首诊医师必须严格询问患者的流行病学史，有发热或流行病学史的患者必须在我院发热门诊首诊，经发热门诊或我院综合病房(缓冲病房)排查，排除突发急性呼吸道传染病可能，才可收入普通病房。普通病房严格患者和家属管理，且保证每床的间距必须大于1m。医务人员执行一级防护，出现疑似病例提高防护级别。

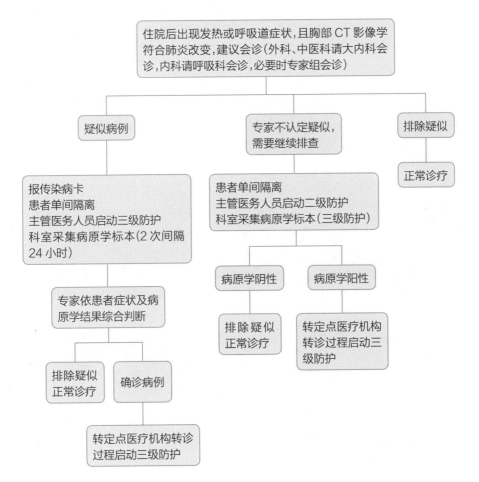

（三）外科手术隔离防护要求

我院对疑似/确诊突发急性呼吸道传染病患者不进行择期手术，所有择期手术患者必须完全排除突发急性呼吸道传染病可能方可进行，医务人员执行标准预防＋一级防护；急诊手术患者，依据患者情况采取不同的隔离防护措施，具体如下。

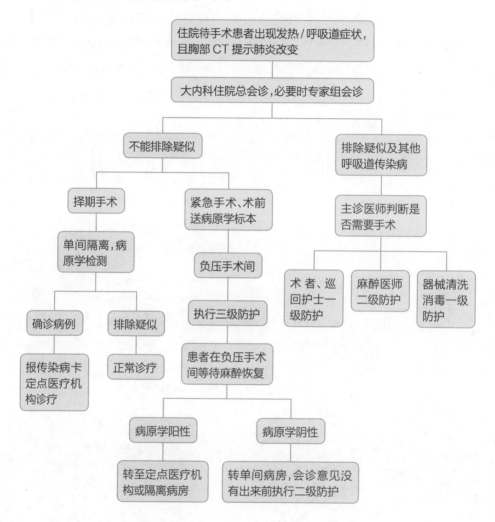

十五、复工时期员工相关管理规定

（一）复工时期员工自身防护注意事项

1. 医务人员要警惕离开病房环境后的传播风险，注意无症状患者的早期识别。

2．加强所有员工口罩的依从性，必须正确佩戴口罩，并形成督查机制。

3．注意手卫生，离开不同区域要洗手或手消毒，并注意手卫生的正确性。

4．注意办公环境中物表台面的清洁和消毒，普通科室和行政部门每日2次，重点科室（发热、急诊、重症、呼吸门诊等）每日4次，门把手等高频接触物表可适量增加频次，消毒剂可选用75%酒精或500mg/L含氯消毒剂。

5．注意办公环境的定期开窗通风，每日2次，普通科室和行政部门每次半小时，重点科室（发热、急诊、重症、呼吸门诊等）每次1小时。

6．严控人员聚集，严格控制各类人员到其他科室、部门走动。

7．疫情没有完全平息前，我院所有部门不得组织聚会、聚餐及大型学术活动。

8．尽量以电话、视频和其他网络方式开会或组织学习，不要在狭小的空间召开多人参加的会议。

9．各部门尽量不要集中就餐，落实分时段进餐。

10．尽量避免与他人接触，避免因社交而将感染风险带入院内，所有医务人员应主动婉拒和谢绝非必要的交往、交流、聚会活动。

11．院内工作人员（包括三方工作人员：保安、保洁等）一旦出现发热和/或呼吸道症状（干咳、咽痛等），应立即上报科室/职能部门负责人，并立即离岗就医。

（二）职工体温监测要求

1．医院全体工作人员每日应进行体温检测。

2．护理单元每日由护士长组织对区域内当日全部在岗的医务、辅助人员进行体温检测及呼吸道症状情况的信息采集，并将异常结果记录在体温检测程序中。

3．行政后勤处室负责人或部门负责体温检测人员每日组织对员工体温及呼吸道症状情况的信息采集。

4. 居家职工每日向所属科室报告自测体温及呼吸道症状情况。

5. 对体温≥37.3℃的人员进行相应的信息登记、报告,并及时引导前往发热门诊就诊。

6. 护理部每日对护理单元检测的体温情况进行梳理、汇总,并督促对发热人员的筛查诊疗工作。

7. 如发现部门、科室、个人出现对发热、呼吸道症状不报、漏报与瞒报的情况,将按照国家法规和医院规章给予严肃处理。

(三) 复工期返京职工注意事项

所有从境外、京外返京(廊坊北三县等环京地区除外)的我院工作人员(包括本院职工、住培、进修、实习等),必须居家隔离14天。隔离期间遵循如下流程:

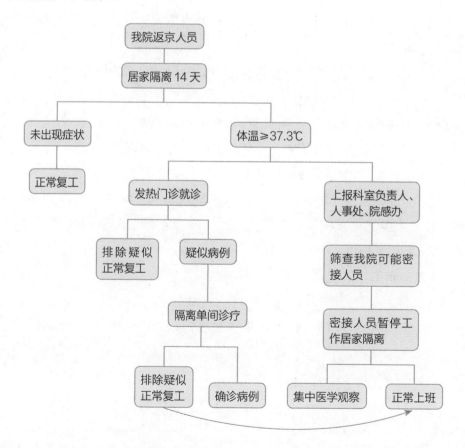

制度 60 关于关闭综合病房一病区的通知

各临床医技科室、各行政后勤部门：

为做好突发急性呼吸道传染病疫情期间复工工作，经××××年××月××日医院防治疫情工作小组讨论决定，关闭综合病房一病区，恢复该区域原所在科室临床工作。

综合病房一病区将于××××年××月××日正式关闭。

特此通知。

××医院防治疫情工作小组

××××年××月×日

制度 61 关于停止夜间病理科病原学检测和检验科 24 小时血气检测的通知

各临床科室：

根据我院复工工作安排，经医院讨论决定，从××月××日（下周×）起，停止疫情期间由检验科承担的 24 小时血气检测和病理科承担的夜间病原学检测，请各科室周知。

××医院防治疫情工作小组

××××年××月××日